U0049957

更年期更健康

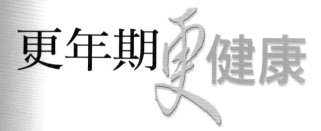

李奇龍◎著

中華民國更年期協會理事長
亞太婦產科內視鏡醫學會理事長
長庚醫院婦產科教授

銀杏 GINKGO

更年期更健康

作　　者：李奇龍
出 版 者：葉子出版股份有限公司
發 行 人：葉忠賢
企劃主編：鄭淑娟
行銷企劃：汪君瑜
文字編輯：唐坤慧
內頁設計：華穩排版公司
封面設計：小題大作
印　　務：許鈞棋
專案行銷：張曜鐘、林欣穎、吳惠娟
登 記 證：局版北市業字第677號
地　　址：新北市深坑區北深路三段260號8樓
電　　話：（02）8662-6826 傳真：（02）2664-7633
讀者服務信箱：service@ycrc.com.tw
網　　址：http://www.ycrc.com.tw
郵撥帳號：19735365　戶名：葉忠賢
印　　刷：東聖彩色製版印刷有限公司
法律顧問：北辰著作權事務所
初版四刷：2015 年 10 月　新台幣：280元
ISBN：986-7609-58-1
版權所有 翻印必究
國家圖書館出版品預行編目資料

更年期更健康 / 李奇龍著. -- 初版. -- 臺北
市：葉子, 2005[民94]
面；　公分. -- (銀杏)
ISBN 986-7609-58-1(平裝)
1. 更年期 2. 婦科

417.1　　　　　　　　　　94002390

總 經 銷：揚智文化事業股份有限公司
地　　址：新北市深坑區北深路三段260號8樓
電　　話：(02)8662-6826
傳　　真：(02)2664-7633

※本書如有缺頁、破損、裝訂錯誤，請寄回更換

更年期，更健康

隨著台灣婦女壽命的增長，更年期已是女性生命週期中必經的過程，也是人生的重要里程碑。其實更年期並沒有界定的年齡，只代表生育的婦女，因卵巢功能逐漸退化，由具生育能力進入到不能生育的過渡時期。此外也表示，卵巢中的卵子減少與分泌荷爾蒙能力的降低。從每次受邀演講中，總是會遇到很多中年婦女，身體上有一些不大不小的困擾可以發現，例如：頭痛、心悸、失眠、腰酸背痛、頻尿、發冷……等等的不適，但找醫師檢查，卻都被告知沒問題，或被轉診至精神科求診，因此會感慨地說「明明有病，為什麼醫師都不相信，反而以為我是歇斯底里呢？」其實，更年期求醫無門的困擾，發生在許多人身上。而更年期症狀的表現因人而異。對於症狀明顯並影響到日常生活作息者，理應尋求專業的醫療診察，排除罹病因子，以利於釐清問題之所在。

影響女性一生最大的不是男人，而是女性本身的荷爾蒙。因此，更年期婦女最常使用荷爾蒙補充療法來治療更年期症狀，但自從美國國家衛生研究院WHI對於更年期婦女服用荷爾蒙補充的研究報告結果出爐之後，引

起了很多婦女的恐慌及擔憂，報告中指出服用荷爾蒙的
婦女，每 1 萬人裡面可能會增加 8 個乳癌、8 個腦血管病
變或 7 個心臟血管疾病的可能性，因此有相當多已經服
用荷爾蒙一段時間的婦女因而突然停止服用荷爾蒙而造
成相當多的困擾。在過去數十年的醫學教育都明白地告
訴我們，婦女在更年期服用荷爾蒙對於生命的延長、生
活品質的提升、心臟血管疾病和腦中風疾病的降低是有
所幫助的，但是在 2002 年 *JAMA* 所刊出的美國國家衛生
研究院 WHI 的研究報告，罹患乳癌的增加率卻震撼了所
有服用女性荷爾蒙的病患，也震撼了長久以來一直認為
給予雌性荷爾蒙對於女性是有所幫助的醫師們。眨眼之
間整個醫療的觀念以及病人奉為圭臬的治療方式突然間
都崩塌了，造成許多患者，甚至是醫師們的無所適從。
在這段時間裡面，非常多的病患停止了荷爾蒙的治療，
因而造成荷爾蒙停用的後遺症，很多病患有不正常的陰
道出血狀況，也有相當多的病人是更年症狀明顯的又出
現了。相對的，有很多的更年期的病患轉而求助於更年
期的另類療法，甚至用不知名的草藥來做為更年期的治

療，有更多的婦女陷入了焦慮不安裡。

　　事實上，荷爾蒙補充療法對更年期症狀會影響日常生活作息者，在婦產科醫師的評估下使用是有其必要性。但最重要的是養成良好的運動習慣、培養個人興趣、讓自己的心胸更開闊，以健康的態度面對更年期的身心轉變。有鑑於此，倘若能了解更年期的諸多困擾及種種相關知識，將有助於達到健康促進的功效。由於，對更年期民眾教育的使命感，此次特別統整近年來國內外對更年期的研究及相關訊息，編撰了此書，希望對適值更年期的民眾有所助益。

　　最後，我要感謝我的父母養育栽培之恩及妻子陳琇玲醫師的體諒與助理莊子良先生、秘書張念慈小姐，及專科護理師李佩珊小姐的幫忙整理，使我理想的圖文並茂的醫學教育書籍得以再版，也希望此書的再版，能讓婦女朋友們活得更健康、更快樂、更輕鬆和更長壽。

李奇龍

目　錄

Contents

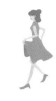

 目 錄

目 錄

目　錄

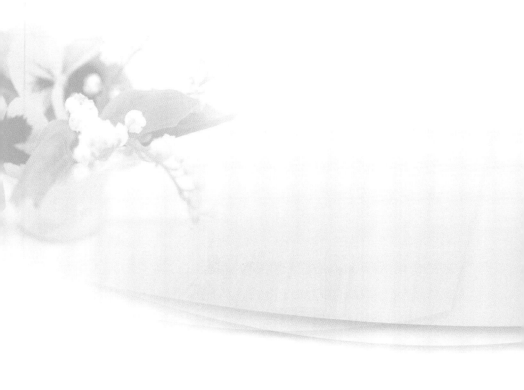

前言——了解更年期

更年期是指具生育能力的婦女，因卵巢功能逐漸退化，由能夠生育進入到不能生育的一個「過渡」時期，這段時期身體所產生的種種不適症狀，我們通稱為「更年期症候群」。

步入中年後，許多婦女的身體會開始出現一些小毛病，像是頭痛、頭暈、心悸、食慾不振、失眠、腰酸背痛、頻尿……等，有些人原本以為只是暫時性的，或是傷風感冒所引起的小毛病，打算不予理會，但症狀卻愈來愈明顯，只好開始求醫問診。像是有些人會心悸得非常厲害，彷彿感覺得到自己每一次的心跳，甚至稍微走動，就覺得心臟好像要跳出胸腔似的，但是去找心臟科醫師檢查，X光或心電圖檢查結果都正常，醫師總是說沒問題，甚至被認為太神經質或歇斯底里所致，因此這些婦女會感覺「明明有病，為什麼醫師都不相信」而頹喪不已，也有種有求助無門的苦悶。

其實，跟許多不明原因的腹痛一樣，當你不知道要找腸胃科、肝膽科、外科或婦產科時，婦產科醫師往往是最好的諮詢對象，更何況婦女疾病中有很多症狀會讓人誤以為是腸胃不適或心臟疾病，往往到最後才發現是更年期荷爾蒙不足所造成的。

荷爾蒙對女人的影響

女人一生中受荷爾蒙影響相當大，從青春期、性中樞開始發動性的成熟開始，每個月就要經歷一次子宮內膜的出血，是為月經來潮，直到 50 歲左右停經為止。停經後卻又受困於女性荷爾蒙不足所造成種種的不適與疾病。

更年期更 健康

在行經之年，荷爾蒙的影響往往明顯可見，像是在月經週期開始的前兩週，女性會表現較樂觀、主動積極，而排卵後月經來潮前兩週，則會顯得較消沈、憂鬱，但卻富創作力。因此身為女性，一定要了解自己所處的狀態與因應之道。

　　女性月經週期開始的第一個訊號是，大腦皮質發動命令給下視丘，使下視丘分泌腦下垂體刺激素（促性腺激素），腦下垂體接到這些刺激後，會分泌出濾泡生長激素、黃體激素、甲狀腺刺激素、副腎腺刺激素，這些刺激素隨著血液分布到各主要的接受器官，濾泡生長激素就作用在卵巢上，促進卵巢濾泡的成長及雌激素的分泌。此時子宮內膜受到雌激素的作用，逐漸的成長，使子宮內壁充血。而大量的黃體化激素適時的在排卵時出現，使卵巢中成熟的濾泡順利排出，並促使排出卵子的濾泡形成黃體，並開始合成黃體素以促進子宮內膜的分化，子宮內膜在此時含有最大量的螺旋小動脈。一旦沒有受孕的訊息傳至，黃體就會逐漸萎縮消失，黃體素的形成大量的減少，導致子宮內膜螺旋血管發生循環障礙，子宮內膜壁就開始剝離、出血，月經於焉來潮。

　　所以被女性視為最重要的女性指標——月經來潮，其實只是卵巢分泌荷爾蒙作用下的結果，月經是否發生，並不代表卵巢功能正常。

　　中年以後，由於卵巢中的濾泡已逐漸用罄，因此卵巢所

分泌的女性荷爾蒙，尤其是雌激素逐漸降低，此時下視丘及腦下垂體會因雌激素的正向回饋而大量分泌濾泡生長激素，故此時婦女雖有低的雌激素值，卻有很高的濾泡生長激素值。因此醫師常利用女性血液中的濾泡生長激素值，來判斷卵巢的年齡，也可當做是否需補充荷爾蒙的指標。其他的內分泌，例如副腎上腺皮質刺激素、甲狀腺刺激素，在此更年期也會有明顯的起伏波動。

何謂更年期？

更年期是指具生育能力的婦女，因卵巢功能逐漸退化，由能夠生育進入到不能生育的一個「過渡」時期，這段時期身體所產生的種種不適症狀，我們通稱為「更年期症候群」或「停經症候群」。但是更年期並不是等於停經。停經的定義是指在更年期的婦女有一年沒有月經來潮，最後一次月經來潮的年齡，稱為停經年齡。台灣婦女平均停經年齡是 51.2 歲，根據衛生署的統計發現在 90 年，台灣婦女的平均壽命為 78.8 歲，因此換句話說，婦女有三分之一的年齡是在停經後度過的，更年期前後的時期更長。根據衛生署的統計，台灣更年期婦女的人口約有 230 萬約占婦女總人口數的五分之一。

何時會出現更年期
症候群呢？

　　更年期症候群發生的時間與個人卵巢的功能有關。由於卵巢功能逐漸喪失，因此雌激素會下降，濾泡激素（FSH）會因為失去負相回饋而直線升高，因為雌激素的降低，因此很多人就會出現更年期的症狀，此時我們抽血通常可以發現FSH是高於 35　mg/dl 以上，而雌激素 Estrodiol, E2 通常會低於 20 pg/ml，停經的原因有相當多種，最主要就是女性卵巢的卵子漸漸用完，因此卵巢功能逐漸的衰退，月經的間隔會因卵泡發育不良或不足而有縮短的現象，而漸產生不排卵而有所謂月經不規則的現象，接著由於卵泡中的卵子停止生長不再排卵，因此月經週期就會開始延長，由數個月來一次或半年才來一次，而逐漸達到一年月經未來潮，形成停經的現象。當然停經的原因除了卵巢的卵用盡而功能減退以外還有一些外因性的原因，例如曾經接受過放射線治療或化學治療，因為藥物或放射線的影響而造成卵巢衰竭的現象，另外也有婦女因接受手術將卵巢切除或完全切除，因此造成停經的現象。所以停經的原因有相當的多種，而停經後也不見得會有更年期症候，倒是有很多人在還沒有停經前就有更年期的症候，因為此時的雌激素已經逐漸降低，有些敏感的婦女

可能就會有更年期症候群產生，但是也有些婦女在完全停經之後才有症狀產生。因此更年期症候群的產生是因人而異。不過有些人因卵巢功能提前衰退，可能 30 多歲就出現更年期症候群；而有些人卵巢功能持續很久，可能到 60 多歲才出現。因此，更年期症候群可能發生的時間範圍很長。

 # 更年期症候群

更年期症候群可分為早期症狀（熱潮紅、冷汗、情緒困擾、停經及晚發性症狀，大致可分為六類：

一、精神／神經症狀

失眠、憂鬱、頭暈眼花、情緒不穩（暴躁）、頭痛、耳鳴、食慾不振、食慾亢進、失去安全感、注意力不集中。

二、心臟血管、運動神經症狀

熱潮紅（臉、胸發熱）、發冷汗、血壓或高或低、心悸、腰酸背痛、關節、肌肉疼痛、五十肩、容易疲倦。

三、消化道症狀

容易腹脹、便秘或下痢。

四、泌尿道症狀

頻尿、尿失禁、身體浮腫、膀胱發炎。

五、生殖道症狀

月經異常、會陰搔癢、萎縮性陰道炎、性交困難、異常

分泌物。

六、其他

口乾舌燥、眼睛乾澀、皮膚搔癢、皮膚知覺減退……
等。

更年期早期症狀

> 黃太太，今年四十出頭，是一個小公司典型的老闆
> 娘，平時除了幫先生管帳外，裡外招呼及對員工的關懷
> 全都一手包辦，幾年下來，也真是先生的得力助手。
>
> 最近幾個月來，黃太太經常在夜裡睡覺的時候突然
> 驚醒過來，接著一陣烘熱，由胸口直衝上臉頰，不久之
> 後，冷汗直流，令她心裡一直很擔心，不知是不是什麼
> 「不祥」的預兆。因此每次醒來後，就胡思亂想，再也
> 睡不著覺，一直眼睜睜的等到天亮。天亮後，總覺得十
> 分疲勞，腰痠背痛，精神不能集中，對周遭人的關懷及
> 耐心也逐漸的喪失，代之而起的是嘮嘮叨叨的埋怨，使
> 得別人逐漸的與她疏遠，昔日的自信也在不知不覺中逐
> 漸的褪去。

黃太太所遭遇的，正是更年期早期症狀，包括：

一、熱潮紅

這是更年期最常見的症狀，約有四分之三的停經者會有

此種感覺。一陣陣的熱氣，由胸口直衝上臉部，常常造成臉部潮紅，這主要是因為雌激素的減少，使得與它拮抗的促性腺激素相對的增加，因此下視丘的體溫中樞變得不穩定，使得血管的擴張失調，造成潮紅發熱的現象。潮紅、發熱的現象後，皮膚泛紅，接著就會冒冷汗，之後就會發冷，雖然在台灣只有 50 ％的人有感到熱潮紅、心悸的現象，但是有 75 ％感覺是腰酸背痛，因此雖然熱潮紅在台灣並不是更年期最常發現的症狀，但是也有將近一半的更年期婦女會感受到熱潮紅的現象。不知情的老公可能會以為太太化了粧，「年紀大了才愛漂亮」。

二、情緒困擾

約有一半的停經者會因下視丘失調、胺基酸代謝、自主神經失調，造成情緒不穩定、半夜失眠，如黃太太因熱潮紅及情緒困擾，導致失眠而影響工作活力及人際關係。

三、停經

是因卵巢功能衰竭，卵巢所分泌的女性荷爾蒙，尤其是雌激素逐漸降低所引起。女人一生中最重要的三件事中——初經、懷孕、停經中，以停經造成的沮喪最大，大部分的女性將之視為「老之將至」的預兆，所以心裡難免有一種說不出的悵惘。

更年期的晚發性症狀

> 　　林太太今年五十好幾，也已停經多年，雖然在剛停經的那段時日，有臉部潮紅及流冷汗的現象，但最近已沒有這些惱人的症狀。然而不知為什麼，最近老覺得下體有灼熱感，上廁所的次數也較以往頻繁了許多，小便時也偶有不適的現象，至於本來就很稀少的性生活，現在更是避之唯恐不及，因為每次同房總是帶來數天的不適，林先生與林太太一直搞不清，到底是出了什麼問題，不是說「女人四十一枝花」嗎？怎麼那麼的嬌脆？

　　林太太所罹患的正是更年期症候群的晚發症狀，晚發性症狀包括：

一、尿道炎

　　因為尿道、膀胱和陰道組織在胚胎時，都是由泌尿生殖腔所演化而來，因此女性荷爾蒙對於維持膀胱、尿道和陰道上皮細胞的活化，非常重要。若是荷爾蒙因停經而減少時，沒有經外界予以補充，會造成細胞萎縮，產生發炎症狀，也就是像林太太的頻尿、灼熱及不適感。

二、性交不快

　　因為陰道上皮萎縮，容易造成創傷及細菌生長，且陰道入口因彈性缺乏，使得林太太有下體灼熱感，造成性交後有

數天的不適。

三、骨質鬆疏症

這是更年期婦女最大的健康威脅。因為雌激素的減少，使得造骨母細胞活動力減少，而蝕骨細胞活動力卻持續不斷，因此骨骼中的鈣質逐漸流失，骨骼強度減弱，就像廟宇大柱為白蟻所蛀蝕一般，會造成脊椎骨及股骨、髖骨的骨折。

四、動脈硬化性心臟血管症及骨盆腔鬆弛

根據統計，女性 55 歲前發生心臟血管疾病的機會是男生的五分之一至八分之一，而在心臟血管死亡率約為男性的五分之一，也就是說女性在停經前，發生的心臟血管疾病較少，但是在停經之後產生的心臟血管疾病和男生是差不多的。有些研究推測這是因為女性荷爾蒙增加會使血液中有害的低濃度低酯蛋白（LDL），女性的荷爾蒙減少，會使LDL增加，而有益的高密度酯蛋白（HDL）下降所致，當然還有很多因素會造成心臟血管的疾病的增加，因此有很多的研究仍持續在進行當中。由此可知，雌激素降低是女性增加心臟動脈血管疾病之一。至於骨盆腔鬆弛，也可以由更年期婦女容易罹患膀胱子宮、直腸脫垂的機率可以看出，在停經後的婦女會有 50 ％以上的婦女會自覺有尿失禁的現象，因此可以知道更年期婦女因為陰道的組織彈性減少，陰道壁萎縮退化，因此會有骨盆鬆弛的問題，女性荷爾蒙的不足，是造成

萎縮最主要的原因。

　　根據成功大學附屬醫院婦產科對五百位 40 歲以上的台灣婦女所做的「停經婦女之症狀調查」，結果發現停經婦女症狀屬於輕微者占 69 ％，中度者 26 ％，重度者為 5 ％，而其中以頭暈、心悸、潮紅、盜汗、急躁、焦慮、頭痛、失眠等症狀最常見。而約有 29 ％的停經婦女沒有性生活。因此我們可以說林太太所表現出的更年期晚發性症狀在更年期婦女中相當常見。其實，只要能接受醫師的檢查，使用適當的治療，並適當的接受「愛的滋潤」，可以減輕所有更年期帶來的不適。

更年期症狀自我評估

　　江太太今年 52 歲，由於先生事業忙、應酬多，加上一對兒女已分別上大學及上班了，因此總是感覺有一種說不上的惆悵及失落感。最近幾個月更因晚上難以入眠、焦慮而容易遷怒周圍的朋友，使得許多昔日好友紛紛避之唯恐不及，因此她顯得更鬱鬱寡歡了。女兒很體貼的去請教醫師，醫師懷疑可能有更年期症候群，但江太太覺得不像，因為她都沒有一些更年期朋友有的熱潮紅或心悸現象，因此拒絕承認是更年期的症候。

更年期症狀的自我評估包括 17 種，分數依程度分為四級，若無此現象給 0 分，輕微感覺為 1 分，中度感覺為 2 分，嚴重感覺為 3 分。總分在 15～20 分者屬於輕微程度；20～35 分為中等嚴重；而 35～51 分為相當嚴重的更年期症狀，須立即且強力的治療。評估項目如下：

無此現象給 0 分　中度感覺為 2 分 輕微感覺為 1 分　嚴重感覺為 3 分			（請將分數填寫於空格內）
熱潮紅		噁心嘔吐	
多汗		疲倦虛弱	
冷顫		頸肩僵硬	
呼吸困難		頭痛	
感覺異常		心悸	
感覺神經麻痺		蟻走感	
昏睡		不安	
失眠		胸口鬱悶	
情緒激動			
分數總和			

江太太因為沒熱潮紅的現象，誤以為自己沒有更年期症候群，事實上是不對的，我們按照她的症候評估，發現她的分數高達 37 分，屬於相當嚴重的患者，應馬上治療且補充鈣質及其他的維他命。

更年期更健康

漫談男性更年期

　　男性是否有更年期，在過去曾經有相當的爭議，因為按照更年期的定義來看，是從有生育能力到無法生育的這段時間稱為更年期。但是從男性生殖能力來看，男性的性腺功能隨著年齡漸漸增長而逐漸減少，但是並不會完全失去生育能力，可見男性生殖的能力可以維持相當的久，所以使用男性停經（Male Memopause or Andropause）都不是很適當的名子，因為按造定義來看，男性可能終其一生都不會失去生育能力，較適當的名稱應該是（Androgen Deficiency in Aging Male）在年長男性雄性素缺乏症簡稱為亞當（ADAM）。

　　男性年齡漸長，雄性素會降低，這是 1958 年 Hollander 所提到的，年齡漸長會有睪固酮（Testosterone）降低的現象。對年紀較長男性進行抽血檢查發現，年齡增大活性的睪固酮會降低，在 75 歲的睪固酮血漿濃度約為 16 單位與 25 歲左右是 23 單位來比較，有 35 ％的降低，而自由性的睪固酮由 430±100 降至 280 ± 20 降低 10 ％，因此，可以發現到自由睪固酮有明顯減少的現象，當然，自由睪固酮會隨年齡增加而減少，不過年齡增長所產生的改變在不同個體上會有很大差距，例如有些 75 歲以上的病人，其睪固酮有較正常值輕微降低，而且個人睪固酮高低所表現出來的症狀有所不

同，所以睪固酮的高低不能用來界定是否是男性更年期。

影響睪固酮的因素有相當多，包括：季節變化、溫度、秋天、早晚、食物、肥胖及抽菸等，都會影響睪固酮的高低，例如：清晨時睪固酮最高，有抽菸者較沒有抽菸者來得高，以及在秋天時睪固酮也較高，而素食者有較低的睪固酮，服用慢性病藥的人也有較低的睪固酮。因此，睪固酮的降低與許多因素都有關係，年齡增大所引發男性睪固酮降低的因素，是睪丸的萎縮及下視丘腦下垂體變化的綜合因素所引發出來的。

腎上腺也有分泌雄性素，年齡增加也會引起腎上腺雄性素分泌的減少，一般在腎上腺有分泌兩種非常重要的雄性素：一種是 DHEA-S，一種是 DHEA，由腎上腺的皮質層所分泌，而年輕人每天約分泌 25~30mg 的 DHEA-S，4~5mg 的 DHEA，睪固酮則維持 4~8mg，DHEA-S 和 DHEA 兩者 30 歲以後分泌就快速減少，75 歲就比 30 歲少了四分之三，表示在年齡增加對腎上腺分泌的雄性素有相當的影響。

老年男人因為雄性素減低而引起的臨床症狀相當多，一搬來講，反應出的整體感覺不舒服的比例增加，肌肉的體積及強度減少，男性化的性衝動、性慾、勃起能力降低、陽萎的頻率增加、認知的功能降低、記憶力減退、容易健忘、睡眠不佳、情緒不安、冒汗、腹部肥胖、動脈硬化等等，這些都是雄性素減少所表現出來的症狀，在西元 2000 年時，美

更年期更健康

國老年專家 Morley 提出自我檢測之方法：

一、你覺得性慾減退嗎？

二、你覺得缺乏鬥志和魄力嗎？

三、你覺得力氣減退、耐力降低嗎？

四、你覺得身高減低了嗎？

五、你覺得人生樂趣減少了嗎？

六、你會莫名其妙發脾氣或多愁善感容易傷心嗎？

七、你在性生活中是否勃起運動減退、時間變短？

八、你是否發現最近運動時你的體力退步很多？

九、你是否會在用餐時打瞌睡？

十、你是否最近工作表現大不如前？

如果第一題和第七題回答是者，或是有三題回答「是」者，就表示有 ADAM 症候群出現。

當然男性更年期到目前已經逐漸為人所認知，也逐漸發展出治療的模式，補充男性素並不是治療更年期的萬靈丹，治療要從全人的照護著手，包括生理、心理、營養以及男女之間關係上做根本的治療才行。

 荷爾蒙補充療法

　　雖然荷爾蒙補充療法無法使人「青春永駐」，但經醫師
處方適當的使用，可以減少惱人的更年期症狀，又可以使更
年期後的生活品質達到理想，若說「第二春」由此開始，其
實並不為過！

醫療的進步，使得人類壽命大幅增加，女性約有三分之一的歲月屬於停經後時期，如何避免老化所引起的疾病及提高停經後的生活品質，便成了醫界努力的目標。荷爾蒙補充治療的歷史已有 20 多年，六〇年代此療法初開始在更年期婦女身上使用時，曾引起一陣流行風潮，但隨後其副作用被提起，大家又避之唯恐不及。事實上，雖然荷爾蒙補充療法無法使人「青春永駐」，但經醫師處方適當的使用，可以減少惱人的更年期症狀，又可以使更年期後的生活品質達到理想，若說「第二春」由此開始，其實並不為過！

　　至於荷爾蒙療法到底要使用多久，爭議頗多。有人主張更年期後不論是否有不適現象，都應該開始進行荷爾蒙補充，且終生不斷。也有人認為更年期的不適乃正常生理老化現象，不需要任何治療。而從 WHI 對於更年期的婦女使用激素與黃體素研究報告出來之後，大家對於荷爾蒙的治療倒是比較有一致的意見。換言之，就是荷爾蒙不以使用在因更年期時雌激素不足所造成的問題，而不建議長時間的荷爾蒙補充療法，以往所謂荷爾蒙補充療法（HRT, Hormone Replacement Therapy）應改為荷爾蒙治療（HT, Hormone Therapy）荷爾蒙治療更為恰當。

美國國家衛生院 WHI 對更年期婦女使用荷爾蒙補充療法之研究報告

美國國家衛生院NIH所屬之女性健康促進會（WHI），在 2002 年 7 月發表一份聲明表示一項大規模正在進行中的研究顯示，長期補充雌激素與黃體素以荷爾蒙療法緩和女性更年期之症狀是具有危險性的，研究原本希望實行 8 年半，但是到 2002 年 5 月統計顯示在乳房疾病與心臟血管疾病方面的先期分析發現，服用藥物顯然有較大的危險，因此停止此項大規模實驗，並對外公告，這個報告也引起了世界上相當的震撼（參見下頁表）。

WHI 報告引起的震撼

在過去數十年來，在醫學的教育以及在民眾衛生教育裡面，都認定由於更年期時，女性卵巢停止（減少）生產女性荷爾蒙，造成女性更年期症候群，因此更年期停經後應使用女性荷爾蒙來補充卵巢分泌的不足，如此不但可以改善更年期的不適，甚至可以延緩老化，減少中風，減低心臟血管疾病的機會，也可以增加身體免疫能力，因此也可以減少癌症發生的機會，這些數十年來已成為醫界堅信不移的信條，直

每年患病 百分比（％）	服藥組 8506 人	安慰劑組 8102 人	有意義增加 之危險機率
·心臟疾病	164（0.37）	122（0.30）	29 %
因心臟病死亡	33（0.07）	26（0.06）	無
非死亡之心肌梗 塞病例	133（0.30）	96（0.23）	32 %
·冠狀動脈繞道手 術或經皮擴充術	183（0.42）	171（0.41）	無
·中風	127（0.29）	85（0.21）	41 %
死亡病例	16（0.04）	13（0.03）	無
非死亡病例	94（0.21）	59（0.14）	50 %
·靜脈栓塞	151（0.34）	67（0.16）	111 %
·深部靜脈栓塞	115（0.26）	52（0.13）	107 %
·肺栓塞	70（0.16）	31（0.08）	103 %
總心臟血管病例數	694（1.57）	546（1.32）	22 %

到 WHI 這份研究報告出爐後這信念已被推翻，這個研究報告對發現大腸癌以及骨質疏鬆症方面是有幫助，但是在乳癌以及在心臟血管疾病上，卻有增加的現象，因此不建議使用荷爾蒙當做預防性的治療，此論點與數十年醫學教育與民眾認知上有相當的差異，因此造成相當大的震撼。

研究所使用荷爾蒙以及年齡分布

本次實驗所使用的藥物是以惠氏藥廠出品 Prempro 每顆含有雌激素（Premarim） 0.625mg 及黃體素（Provera）2.5mg，也就是台灣上市的 Premelle，實驗對象一共有 16608

更年期更健康

人，藥物組為 8506 人，安慰劑組為 8102 人，平均年齡 63.3 歲，其中 2.7 ％死亡，3.7 ％失去聯絡，最後 93.8 ％完成整個實驗，一共為 15576 人。

心臟血管疾病服藥者有增加的現象

研究中有 1240 位，女性（7.5 ％）發生心臟或血管疾病，換算每年罹患率約為 1.4 ％，服藥組每年罹患率為 1.57 ％，安慰組為 1.32 ％，增加了 22 ％的危險性，在服藥組裡面心臟病的罹患數為 164 人（占 0.37 ％），安慰劑組 122 人（占 0.30 ％）；有意義的增加危險率 29 ％。在中風上面，在服藥組為 127 人（占 0.29 ％），安慰劑組 85 人（占 0.21 ％），有意義的增加 41 ％。靜脈栓塞有服藥組 151 人（占 0.34 ％），安慰劑組是 67 人（占 0.16 ％）；有意義的增加 111 ％。因此總共心臟血管疾病在服藥組有 694 人（占 1.57 ％）。相對的安慰劑組是 546 人（占 1.34 ％）；有意義的增加 22 ％，因此對於荷爾蒙會造成心臟血管的疾病的機率有所增加，這可能與荷爾蒙的作用有關。不過，其真正的原因仍須進一步的研究才能明朗。

一共有 960 位女性發生惡性腫瘤，約占 5.8 ％，在服藥組裡面有侵襲性的乳癌有 166 人，安慰劑組 124 位，有意義增加 26 ％；子宮內膜症就沒有明顯的差別。大腸直腸癌有服藥組為 45 人（占 0.1 ％）；安慰劑組為 67 人（占 0.16），有意

義減少 37 ％。所有癌症中，服藥組為 502 人（占 1.41 ％）；安慰劑組 458 人（占 1.11 ％），兩者之間沒有差別。因此服藥組的女性，有增加 26 ％乳癌的機會，但是也相對的減少 37 ％的大腸癌，但是所有癌症總數沒有明顯的增加（502：458）。

在服藥組裡面，一共有 650 例，約占 1.47 ％人骨折，安慰劑組 788 人，約占 1.91 ％的骨折。因此可以看到明顯降低 24 ％的危險率，因此明顯的代表荷爾蒙的補充是可以改善骨質疏鬆的現象。

整體而言，服用荷爾蒙增加心臟血管疾病與乳癌的機率約為四分之一，相對的它也降低大腸癌及骨折機率達到四分之一至四分之三的程度，在計算總體危險的時候，服藥組每年為 1.7 ％罹病率，控制組每年為 1.51 ％罹病率。所以在總體上的危險增加了 15 ％。因此在總體危險率方面，因為初期冠狀動脈罹患率增高，而增加其危險，但是在大腸癌以及骨折的機會降低，所以使用藥物 5 年之後，這個危險性逐漸降低下來，兩者差異逐漸減少而達到平衡。因此我們可以發現到依照疾病類別來看，冠狀動脈第一年的危險性是 1.78 倍，到第二年為 0.78 倍，那表示說服用時間增長，反而可以降低罹患冠狀動脈、中風以及靜脈栓塞的機會，只有在侵襲性乳癌上面到第六年有明顯增加的現象，1～5 年發生率差異不大為 1.06 倍，但是先前有使用 5 年以上繼續接受治療者，

發生 2.13 倍；使用 5～10 年者增加 4.61 倍；使用 10 年以上則為 1.81 倍。因此乳癌的增加會隨著荷爾蒙使用時間的增長而變高，危險性有增高的現象。

研究作者的結論

作者認為本實驗僅對一種藥物 Premelle 來做實驗，跟天然的雌激素並不相同，是否產生不同的結果，無法根據此下定論，但是基於這些研究發現荷爾蒙對於心臟血管及乳癌加強作用，對於骨折、大腸直腸癌有保護的作用，但是加強乳癌以及第一年產生心臟血管疾病的機會，因此荷爾蒙並不適合單獨用來預防這些慢性的疾病。

中華民國更年期協會對更年期荷爾蒙使用的意見

使用荷爾蒙的兩大原因

目前女性荷爾蒙取代療法中最常見有二種目的，一種以預防重於治療理念，做預防醫學之工作，第二種以疾病治療為原則進行改善更年期症狀及疾病治療。在以往對於荷爾蒙之預防醫學角色一直有所爭議，對於本身沒有更年期症狀只是卵巢功能逐漸喪失、雌性素逐漸減少的情況之下，補充女

性荷爾蒙，這是否是正確的觀念，一直以來在醫界爭議頗多。但是荷爾蒙治療可以減緩生理機能的衰退及促進身體新陳代謝，所以可以維持健康，這是眾所皆知的。至於荷爾蒙在治療疾病上若因缺少女性荷爾蒙已經造成身體不適，例如老人性陰道炎，因雌激素不足造成容易受到細菌感染或性交疼痛、因摩擦形成潰爛，也僅有雌激素治療才能改善，而更年期膀胱功能減退、頻尿問題，也非經由荷爾蒙補充無法改善其症狀，同樣的嚴重的骨質疏鬆症單由鈣片的補充仍是很難達到療效，所以有時需要荷爾蒙的給予。因此荷爾蒙補充療法對於「疾病治療」的給予，在醫界較無爭議，有若細菌感染給予抗生素治療般的自然。

「預防性」荷爾蒙是爭議的焦點

我國婦女平均壽命為 79.3 歲，停經的平均年齡為 51.2 歲，這表示女性在停經後有將近 30 年的時間荷爾蒙不足，處於雌性素匱乏的情形下，使用荷爾蒙劑量多寡、使用時間長短與使用的目的才是談論的重點。以預防醫學的觀念來看荷爾蒙治療不但要能促進身體的健康狀態，更重要的是使用不能造成不良的後果，這便是預防醫學必須詳細研究的。

美國內科醫學會雜誌編輯，美國麻州哈佛大學一位預防醫學研究中心的醫師 Suzamme 認為黃體素是荷爾蒙療法中肇事的主要原因，因為有資料顯示黃體素在正常月經週期之下

會增加乳腺細胞分裂，造成乳房腫脹，乳腺分泌乳汁，在月經之後，黃體素濃度降低，乳房恢復原來的柔軟度，這也是大家懷疑黃體素致癌的原因，黃體素也會增加血液的凝集及組織炎症的反應因子，這些特性使得研究結果容易解釋都是黃體素惹的禍，因此對於這篇論文的評估能否作為預防性藥物是非常有用的，雖然報告罹患率相當的小，不過卻提供一個很重要的訊息，就是顯示使用荷爾蒙並不能夠用來預防心臟、血管等的慢性疾病。

西方 VS. 台灣：研究必然有差異

　　美國國家衛生研究院此次的報告中首要之一乳癌的發生率，在使用荷爾蒙者有明顯上升，但我們必須考量的是東方人與西方人罹患乳癌的機率有很大的差異，尤其因為西方人種基因、飲食習慣的不同，歐美國家罹患乳癌的機率比台灣高 4～5 倍，其中包括了基因與飲食的變數，因為我們從數據上可以知道每一萬人有服用女性荷爾蒙比沒有服用女性荷爾蒙多出 8 位罹患乳癌，但以評估台灣女性體質而言其發生率較低，可能是西方人缺乏抑制乳癌的基因有關，而歐美國家肥胖體質、高熱量飲食與高膽固醇攝取有極高相關性。再者針對乳癌的研究可知，乳房硬塊的成長緩慢，硬塊形成 1 公分須長達 10 年之久，雖然荷爾蒙可以刺激加速其成長，是否會造成惡化，目前尚未有科學數據支持此說法，但是由

WHI的研究發現並未增加乳癌的死亡率，可經由服用荷爾蒙提早發現是否有乳癌的隱性因子，且可以提早發現乳癌的潛在危機，所以在 WHI 所提的乳癌發生率上，我們確定短期使用並不會增加乳癌的危險，但長期（超過 5 年）則會增加其危險性，所以要提醒荷爾蒙使用者須定期乳房檢查。

動脈血管已硬化者無保護作用

女性荷爾蒙的補充可以減少總膽固醇，提高血液中的高密度酯蛋白（ HDL）之濃度，降低血液中低密度酯蛋白（LDL）濃度，也可以改善血管內皮細胞的功能，也可以減少纖維蛋白（Fiberiprotein）上升，似乎可以改善心臟血管的梗塞，但是由 WHI 的報告就可以發現服用藥物的反而增加29 ％心臟病發生的機會，增加 41 ％的中風機會，因此明顯的表示荷爾蒙的補充雖然可以改善更年期症狀，但對於動脈血管卻沒有保護的作用。雖然 WHI 的研究婦女年齡偏高，而且美國人的飲食、肥胖等習慣較台灣更為嚴重，不過以目前的資料顯示，並不支持以往所認為荷爾蒙的治療可降低35～50 ％心臟血管的危險，因此假如原本接受荷爾蒙治療來預防心臟血管疾患的人應該停止服用。

更年期更健康

乳癌高危險性的婦女可使用其他取代療法

對於家族病史中有乳癌、中風的遺傳因子的婦女，若使用女性荷爾蒙補充療法會產生不安或恐懼，擔心是否會有腫瘤或血管阻塞，此時我們可以考量改變其治療方式，雖然大部分的替代療法其療效有限，但是經由醫師處方或建議，較能達到治療的效果。對於非高危險群的婦女，則可以考慮接受荷爾蒙治療，因比較國人的體質、基因而言，改善更年期症狀使用荷爾蒙療法得到的益處較害處多，所以低危險群患者應可接受荷爾蒙治療。

結論

更年期症狀的治療應「個人化」，也就是依個人的因素、劑量均不需相同，對於有更年期明顯症狀，又屬腫瘤血管疾病低危險群者應可使用荷爾蒙，高危險群則用替代方案。需要長期使用荷爾蒙則建議醫師監控指導下使用，若無更年期症狀的更年期婦女，注意飲食、遵守少油少鹽少熱量的原則、多做較柔軟的運動、每年做健康檢查以維持健康。

女性荷爾蒙的重大發現

以往不了解荷爾蒙，總把荷爾蒙當做僅能作用於某一個器官，且僅有單一作用的刺激素，直到最近對荷爾蒙有更進一步的了解之後，才發現荷爾蒙不只作用在一組織，對不同的組織有不同的作用，且具有組織專一性的特質，因此荷爾蒙不管是女性荷爾蒙、男性荷爾蒙或是甲狀腺素，這些荷爾蒙會作用在不同組織並產生不同的作用。

以我們常用的黃體素來說，懷孕或是黃體期的時候，有大量的黃體形成，而有 50 ％的黃體素經由肝臟代謝，但是其他剩餘的黃體素就會在其他不一樣的器官被發揮各種功能，例如在人的腦部的時候，發揮組織特性的本質，變成神經鞘形成促進劑，另一種黃體素本身的代謝物之一類黃體素，具血清吸收素的抑制作用，跟藥物作用在GABA上有相同功能，因此有很強的抗憂鬱症作用，可見荷爾蒙在不同的組織會有不同的代謝物，也會產生不同的作用，相同地，有許多因荷爾蒙作用而產生各種經前症候群或是有經前偏頭痛產生的現象，這也代表女性荷爾蒙在不同組織產生不一樣的角色扮演而已。

更年期更健康

黃體素的作用

黃體素作用在子宮內膜是大家所熟知的，它作用在子宮內膜可以讓子宮內膜形成分化，以致胚胎可以適當的著床，但是它的衍生物也可以控制血液的凝固，這樣可以造成月經來潮時的凝固或是月經出血不停時的止血作用。

當然在懷孕當中，可以讓子宮內膜銳膜化良好，方便於胚胎著床，因此有相當的證據顯示，黃體素的代謝物造成的血管增生的作用以及胚胎組織可以向外擴展的作用是有相互關係的。

動情素的作用

至於大家所熟悉的動情素也一樣，不是只有一種作用而已。其實雌性素它可以轉變成兩氫氧的雌性素，與四氫氧的雌性素與十六氫氧的雌性素，在不同組織會有不同作用，產生不同的效果，例如四、十六氫氧雌性素本身是一相當強的血管生成的作用；二氫氧雌像素則會造常血管不再增生的作用，因此在月經來潮時，作用在二氫氧、十六氫氧雌性素間的平衡決定了經血量之多寡。

卵巢組織在這兩個雌性素之間有不同的轉變，因此十六氫氧的雌性素支持了血管的增生，但是到了月經來潮時，十六氫氧的雌性素就轉變為二氫氧雌性素，血管就不在有增生

的現象，造成黃體逐漸萎縮，形成月經的來潮，但故事不會這樣就結束了，因為二氫氧雌性素本身又會配轉成 2-Medroxyestston，本身有相當強的抑制癌細胞作用，因此可以減少婦女癌症的發生。

再者，雌二醇可以藉著氧化作用與睪固酮轉換，也會轉成三氫氧的睪固酮，產生一個極端不一樣的作用，睪固酮有血液再造的功能，而且可以控制免疫系統的狀況，減少紅斑半性狼瘡或是類風濕關節病變的惡化，而且也可以使蝕骨細胞抑制，讓在骨頭組織中的鈣質能維持於骨骼內，減少骨質疏鬆的現象。

再者，因為雌性素也可以減少體內三酸甘油脂，可以降低血脂也可以讓女性皮下脂肪分布均勻。減少雌性素使脂肪形成脂肪酸的機轉沒辦法執行，所以熱能只能從 Glycolysis 醣分解中得到，這樣就會造成皮下脂肪組織的堆積，因此我們可以看到缺乏雌性素的婦女會有下體極端肥胖的現象。

由以上我們可以知道荷爾蒙在身體各器官在不一樣的地方有不一樣的作用、也產生不一樣的代謝物，正如一個小偷當情報員可能不是危害社會，而是貢獻國家；一個凶神惡煞的人去前線殺敵，可能會變成戰爭的英雄而不是像罪犯，因此荷爾蒙作用在適當的地方，產生適當的代謝物，對於我們身體的平衡是非常重要的。

以往我們誤以為荷爾蒙只作用在一種器官，產生一種代

謝物的觀念是不對的，隨著對荷爾蒙的了解，我們可以知道為什麼在經前或更年期時女性，荷爾蒙的減少對女性的情緒上的起伏會有這麼的大，甚至睡眠都受到影響，其實這就是荷爾蒙不夠，其代謝物沒有辦法正常運作所導致的，從以上我們可以了解女生也不能缺乏男性荷爾蒙，男性荷爾蒙在女性當中也占有一個相當重要的地位。

荷爾蒙治療的好處

荷爾蒙雖不能防止細胞老化，但補充荷爾蒙可以使體內需要荷爾蒙才能正常運作的器官得以滋潤，因此荷爾蒙可以減少情緒困擾、更年期憂鬱症、老年性陰道炎、骨質疏鬆症等問題。

常見的更年期症狀，熱潮紅和盜汗，在給予荷爾蒙補充之後，超過 85 ％的患者會有明顯改善的現象，而停經後產生精神上、神經上的症狀，例如失眠、易怒、疲憊的現象，給予荷爾蒙也都會有明顯的改善，對於生活品質有很好的幫助，對於減緩生殖泌尿道功能的衰退，也具有很大的作用，荷爾蒙給予的時候，臨床實驗發現可以讓尿失禁的病人，有超過一半的患者會覺得尿失禁有所改善，在尿道細胞血檢查裡發現，尿道上皮的成熟指數增加，對於膀胱過動症的症狀，也會因為接受荷爾蒙治療後而頻率減少，那膀胱的容量也會有所增加，對於陰道因為雌激素不夠，而造成老年性陰

道炎，容易因為乳酸菌減少，而造成腸內菌的增加，荷爾蒙使用之後，可以有效降低陰道炎和泌尿道感染的現象，對於骨質密度的增加發現到，使用荷爾蒙可以減少脊椎骨折的發生率 50 ％以上，而且降低髖骨骨折 30 ％左右，所以在美國每年每 1 萬人中，會減少 5 人發生髖骨骨折，對於骨質疏鬆的預防有其相當的療效，對於老人痴呆症的原因到目前還沒有很強的證據，有一些報告是可以延緩（阿茲海默症）的發生。

荷爾蒙需要治療多久？

> 　　王太太由於心悸、夜間臉面潮紅等更年期症狀，接受醫師的建議使用荷爾蒙補充療法，治療半年後這些不適都一一消失。她請教醫師是否還需繼續用荷爾蒙，醫師卻回答說：「都可以。」這個答案讓她無所適從，不知到底還要不要繼續補充荷爾蒙？

　　服用荷爾蒙的時間長短實在是因人而異。以女性正常月經週期而言，月經來潮的第一週，血漿中的雌二醇濃度每 c.c. 在 40～80pg（微毫克），第二週則升至 80～200pg 左右，第三週反下降至 100～150pg 之間，第四週又降至 40pg 左右，所以整個週期平均為 80pg 左右，然而在整個月經週期中最高及最低濃度，都會讓身體出現種種不適的現象，因此補充

更年期更健康

荷爾蒙的目標是使血漿中雌二醇的濃度維持在 60～150pg 之間。

至於黃體素的補充，雖然要有黃體中期的濃度（約 10ng）才能維持懷孕，但低濃度的黃體素（3ng）就足以壓制子宮內膜的有絲分裂及增長，也不會讓停經後婦女出現月經再度來潮的現象，這也是近期使用長期低劑量黃體素的理論根據。

公認必須長期使用荷爾蒙的狀況如下，但不宜超過五年：

一、萎縮性陰道炎

此類患者使用雌激素陰道藥膏塗抹後，兩週左右就可有效改善症狀，但停止使用後，陰道炎又會復發，因而必須長期使用。

二、停經後尿失禁

女性荷爾蒙的缺乏，會使得支撐尿道的骨盆腔組織失去支持力量，因而發生尿失禁。給予女性荷爾蒙常可有效的改善此種狀況，倘若症狀改善後隨即停藥，那麼症狀又會馬上出現，因此長期服用是必須的。

三、骨質疏鬆症者

根據統計，至公元 2000 年時，美國每年將有 26 萬人因骨質疏鬆症而股骨骨折，每年花費的醫療費用達 120 億美元。而在台灣，65 歲以上的女性中，也有將近四分之一的

人罹患骨質疏鬆症。

　　因此女性荷爾蒙的補充對於此類患者非常重要。屬於骨質疏鬆症高危險群的病人，應在月經進入不規則期就開始使用，而且必須終生服用，避免不必要的骨折發生。

　　不過近代由於 2002 年 7 月 WHI 研究報告顯示長期使用雌激素與黃體素的荷爾蒙補充法（在台灣藥名是 PREMEL-LE）5 年以上，乳癌的發生率會有些許的增加，因此本協會並不建議即使有骨質疏鬆症或停經後尿失禁或者萎縮性陰道炎的人長期使用荷爾蒙，最長使用期限我們建議不要超過 5 年，如此可以減少乳癌產生的機會，以及減少其他可能產生不利的影響。其他僅有熱潮紅、心悸……等現象的患者，倒是可以考慮於症狀消失後停藥，但倘若停藥後症狀又再次出現，不妨考慮再繼續服用，半年後再停用。

什麼情況不適合使用荷爾蒙補充療法？

　　並不是每個婦女都適用荷爾蒙補充療法，有些情況下就不適合使用雌激素：

一、血凝障礙

　　在研究裡面發現，黃體素會造成血管痙攣，而且會降低內皮釋放因子的釋放，造成對動脈周端硬化的改善程度減少，而且使用荷爾蒙也會造成凝血酵素的增加，血液過度容易凝結的現象，因此有明顯導致中風、血管疾病，因此有血

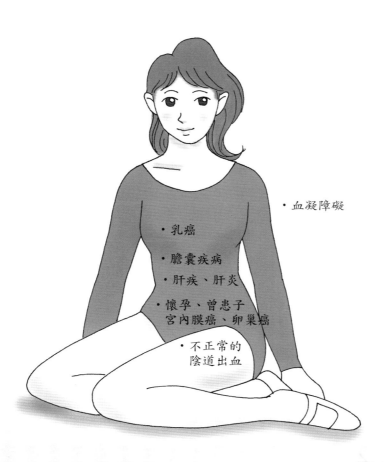

· 血凝障礙

· 乳癌

· 膽囊疾病

· 肝疾、肝炎

· 懷孕、曾患子
宮內膜癌、卵巢癌

· 不正常的
陰道出血

有些人不適用荷爾蒙補充療法

液障礙的人不適合使用。

二、乳癌

　　有乳癌的人，在 WHI 的報告中顯示，長期服用荷爾蒙（超過 5 年）可能會增加乳癌的機會，至於已經罹患乳癌很久，已經超過 5 年沒有發生，以後能不能使用，目前是沒有很好的答案，但是乳癌細胞大都是雌激素依賴的腫瘤，因此給於雌激素時應格外小心。

三、膽囊疾病，肝疾、肝炎

　　有膽囊肝臟疾病的患者應避免服用口服荷爾蒙，因為服用後會經由肝臟代謝易增加肝臟的負荷，需要服用時，以選擇非口服製劑為比較好的選擇

四、懷孕曾患子宮內膜癌、卵巢癌

　　荷爾蒙有些人工製劑，對胎兒會有不良影響，子宮內膜癌癌細胞本身常常也是雌激素有受體的癌症，因此荷爾蒙補充，可能會增加再復發的機會，因此有子宮內膜癌的人避免使用。對於卵巢癌的患者，由於有卵巢癌的患者，目前並沒有直接的證據顯示有害處，但也沒有證據顯示不受影響，因此使用時應更加保守。

五、不正常的陰道出血

　　不正常陰道出血時，應該評估到底子宮頸或子宮內膜有無癌症產生，或者是有瘜肉等婦科疾患的問題，避免因為荷爾蒙的補充，造成止血作用，而延誤正確的診斷。

補充荷爾蒙會導致陰道出血嗎？

陳太太今年 60 歲，幾年前由於更年期症狀相當明顯，常常半夜有熱潮紅從胸前席捲至臉部，以致滿面紅熱，隨之而來的心悸、失眠，使她度過極不愉快的更年期前期。之後聽朋友說這是因缺乏荷爾蒙所致，只要服用女性荷爾蒙即可，因此她就近在婦產科診所接受荷爾蒙補充療法。開始服藥後，沒想到原本已停經的她出現了不規則的陰道出血，驚惶之餘，她拜訪了幾家醫院的婦產科，有些醫師建議她做進一步的檢查，也有些認為沒關係，令她無所適從。

為了使停經期後的女性能有更好的生活品質，減少骨質疏鬆症及降低中風、心肌梗塞的機會，大部分的醫師都會鼓勵停經後的婦女服用適當的女性荷爾蒙，但另一方面，服用女性荷爾蒙容易造成停經後婦女陰道不規則出血，讓許多婦女害怕是否因而得了癌症，因此停止了荷爾蒙的治療。

由於單純使用雌激素易造成子宮內膜增生或子宮內膜癌，引發不正常陰道出血，因此除了已做子宮切除術者外，都合併給予雌激素及黃體素。目前比較常用的方法是雌激素服用 25 天並在最後兩週加入黃體素，如此形成類似正常月經週期的月經來潮，或使用雌激素的同時加入黃體素，但比

較不會發生月經來潮的現象。

有些人認為停經後又出現陰道出血的婦女，應做子宮內膜切片檢查。事實上，絕大部分的子宮內膜異常都會出現「不規則」的陰道出血，因此凡使用荷爾蒙補充療法的婦女出現規則性陰道出血，並不需要特別在意。

但若出現較大量及長時間的陰道出血，就必須做子宮鏡檢查或子宮內搔括術，以找出原因！

使用荷爾蒙有副作用嗎？

更年期女性荷爾蒙的給予是一種醫學藝術，對於個別的病人應給予不同劑量或處方，才能將服藥引起的不適降至最低，而仍然保留降低骨折、老年性陰道炎、直腸癌的好處。

荷爾蒙最主要的成分包括雌激素、黃體素、雄性激素，因此會有呈現各種不同荷爾蒙所造成的症狀，例如：雌激素可能會造成偏頭痛，容易造成陰道黴菌感染，比較容易有噁心、嘔吐、水腫、陰道出血、腿部抽筋、皮膚色素沈積，憂鬱症的現象。對於含黃體素的荷爾蒙可能會造成頭痛、體重增加、水腫、脾氣變得暴躁易怒、容易有心臟血管狹窄，造成胸痛、狹心症，也可能會有性慾降低的現象。

對於含有雄性荷爾蒙的更年期治療藥物，可能也會有長青春痘、汗毛增加、聲音低沈、而且比較會有情緒上的障礙，因此有些荷爾蒙可能會有兩種不同荷爾蒙的成分，所以

更年期更健康

含有加成作用，但是大部分的人在使用更年期荷爾蒙並沒有此類的副作用，所以更年期荷爾蒙的給予，要給於單純的雌激素，或者是雌激素加黃體素，或者是雌激素加黃體素再加入睪固酮的是因人而異，因此必須保留個別病人給予不同劑量的處方。

使用荷爾蒙會致癌嗎？

在國內乳癌的發生是占婦癌發生率的第二位，但是死亡率卻為婦癌之首位，雖然台灣婦女乳癌的發生率為美國的四分之一至五分之一，但是乳癌的產生是值得使用荷爾蒙的人所應該警惕的，根據 WHI 在 *JAMA* 其 2002 年的雜誌所發表報告顯示，在針對一萬六千多名婦女隨機率分配的研究中，服用台灣最常使用的 PREMELLE 來作更年期婦女的荷爾蒙替代療法，評估對於荷爾蒙是不是會產生乳癌或心臟血管發生率，研究的結果發現，在服用 PREMELLE 在 5 年之內發現並沒有明顯增加乳癌發生率，但是服用 5 年之後則約有 26％乳癌增加發生率，那以人數而言，每 1 萬個人當中會有增加 8 位的個案，因此使用荷爾蒙替代療法，5 年以上要注意評估有乳癌增加的機會，相同的在 Lancet 雜誌，1997 年曾經分析過，51 篇的論文發現，對象包括 5 萬多名乳癌患者以及十萬多名非乳癌的患者，發現荷爾蒙使用在 5 年之內乳癌的發生率沒有增加，使用在 5 年以上則有小幅增加的現象，雖

然有使用荷爾蒙替代療法的治癒率都比較高，可是明顯顯示在乳癌發生的機會，還是會有增加的趨勢，至於治癒率會比較好的原因，可能是有在荷爾蒙替代療法的婦女，會有較早並且較常讓醫生做檢查，所以癌症能夠提早發現，因此它的存活率會比較高，因此可以知道在短期之內服用荷爾蒙不會增加乳癌的機會，但超過 5 年以上則乳癌發生率增加，所以長期使用必須詳細評估。

荷爾蒙補充不會導致子宮內膜癌

在過去，荷爾蒙的好處剛被知道的時候，雌激素都是單獨使用並沒有加入黃體素，因此在六〇年代時，大量使用雌激素的結果，使子宮內膜增生的案例增加，而且婦女得到子宮內膜癌的機會比不使用荷爾蒙的增加 8 倍，死亡率也增加 3 倍，因此對於雌激素的使用一度造成相當的驚恐，那後來黃體素在子宮內膜的保護作用被發現，荷爾蒙取代療法才又漸抬頭，但在 2002 年 7 月的 WHI，對於 16608 名的更年期婦女所做的研究，發現有服藥者 8506 人中，有 21 人得到子宮內膜癌（約占 0.05 ％）；未服藥 8102 人中，有 25 位得到子宮內膜癌，約占 0.06 ％；兩者之間並沒有有意義的增加其危險性，因此，可以知道再服用荷爾蒙，假如有黃體素的補充時，並不必擔心有子宮內膜癌的機率增加，當然在荷爾蒙補充療法之前，對於子宮內膜有增生或有不正常的出血的情

況，都要加予詳細評估才行。

● 荷爾蒙補充療法會降低大腸直腸癌

　　根據 2002 年 7 月，WHI 的報告發現在服藥組，8506 人當中有 45 位得到大腸直腸癌（約占 0.05 %）；在安慰劑組 8102 人當中有 67 位（約占 0.16 %）；得到大腸直腸癌，發生的機率約減少 67 %；因此可見的使用荷爾蒙可以減低大腸直腸癌發生率，這個因素可能是基因的作用及減少膽酸對腸道的作用有關。

● 荷爾蒙補充療法會不會造成卵巢癌、子宮頸癌、陰道癌的機會

　　目前的資料顯示，荷爾蒙補充療法並不會造成子宮頸癌、卵巢癌、陰道癌的產生，可能是因為女性荷爾蒙對於卵巢影響不大，因此目前的數據並沒有顯示對於荷爾蒙治療的人有這些女性癌症的增加。

單獨使用雌激素的療法

　　對於有更年期時的症狀，並且已經子宮切除的婦女，可以只給予雌激素治療對於熱潮紅、陰道乾澀、情緒不穩、失眠等症狀都可以達到七至八成的效果，雌激素的使用可以用口服的，或者是使用貼片，或者是使用擦劑或針劑都可以達到治療的效果，事實上，雌激素包括雌二醇、雌固酮、雌三醇，在生殖年齡的婦女以分泌雌二醇為多，在更年期的婦女

以分泌雌固酮為多。

在懷孕時，以雌三醇為多，不過由於雌三醇對於泌尿生殖道治療效果較好，因此常被製作成皮膚塗抹的乳膏，來改善陰道乾澀或生殖泌尿道的疾病，對於停經後身體產生的雌固酮，其作用較雌三醇為強，有保護心臟骨骼的作用，所以有些更年期的婦女可以不需要補充荷爾蒙，可能是因為更年期後分泌的雌固酮仍然發揮作用，因此改善了更年期雌二醇不足所產生更年期症狀。

合併使用雌激素及黃體素的療法

目前比較常用的方法是服用 25 天雌激素，然後在最後兩週加入黃體素，但如此一來，80～90 ％的人會有月經來潮的現象。倘若發生太早來潮或月經中期出現不正常出血，代表給予的黃體素不足，此時應加重黃體素的給予。

另一種是使用雌激素的同時加入黃體素，如此則只有少部分的人會出現陰道出血的現象，且經過一年追蹤後，只有不到 5 ％的人仍有出血現象。

因此對於懼怕停經後又有月經來潮的人，此種荷爾蒙補充療法不失為上策。

何謂選擇性雌激素受體調節劑

使用選擇性雌激素受體調節劑 SERMS，SERMS 為合成

的藥物，例如塔莫斯分子（Tamoxiphene）或者是 Raloxiphene，這是市面上已使用之合成藥物，這是因為能夠與雌激素受體結合，並且選擇性調節雌激素在不同身體組織產生的效用，因此命名為選擇性雌激素受體調節劑，Tomaxiphene 阻斷乳房細胞的雌激素受體，但是仍然維持雌激素對於子宮、心臟血管的正面效應，所以可以增加骨密度並減少雌激素對乳房的刺激。

目前知道雌激素本身有兩種受體，分別為 α、β分別對於某些組織因內含之雌激素受體因不同而產生不同效應，目前 SERMS，不適用其刺激作用，反而是用來治療乳癌，並可以預防骨質的流失，以及降低低密度酯蛋白，也可以防止骨質疏鬆，而不至於提高乳癌的機率，因此對於這種藥物都可以持續每月 28 顆的服用，但是原則上對於這種藥物的使用，要注意是長期使用的可能副作用，例如使用 Tamoxiphene 5 年後會產生逆轉的現象，促進乳癌的產生而不是抑制乳癌的發生，因此使用這種藥物時，也不應該超過 5 年。

荷爾蒙給藥方法

陳太太正在接受荷爾蒙補充療法，每天按時服用雌激素及黃體素口服藥物，感覺相當不錯。近日有友人自美國歸來，也在使用荷爾蒙治療，不過卻使用皮膚貼片，不需每天服用藥物且感覺也不錯，陳太太心想是不是皮膚貼片較有

效？較無副作用呢？

　　其實，荷爾蒙的給藥方法因人而異，且各有長處，不一定哪一種方法最好，只要找出最適合自己的方法即可。目前市面上的雌激素製劑有 4 種給藥途徑：

一、口服藥

　　口服藥是最先開始使用，且使用最廣的藥物，最大的特點是必須天天服用，因此對生活不規律者較不適用。再者，口服藥（雌激素及黃體素），經胃腸吸收後須先經過肝臟的代謝，因此會影響到脂肪、碳水化合物的代謝，也會影響到凝血方面的問題，因此有肝功能障礙的人並不適宜，況且經肝臟代謝也會降低其在血液中有效濃度，因此口服藥較高劑量，也較易發生噁心、嘔吐及食慾不振的現象。但口服藥的「簡單性」卻是其他方法所無法及的。

二、皮膚貼片

　　利用皮膚的吸收性，將藥劑粘貼於下腹或臀部表皮，經皮膚吸收而不經肝臟代謝，因此劑量較低，每週也只需更換兩次，對於容易忘記服藥或使用口服藥後副作用（噁心、嘔吐）較嚴重的人相當不錯，但在台灣較溫熱的環境下，貼片常造成皮疹，因此對於長時間在冷氣房的工作者較為合適。

三、藥膏製劑

　　這也是利用皮膚的吸收作用，在腹部塗上藥膏，2 分鐘後再穿上衣服，如此可以讓乳液中的雌激素經由皮膚吸收直

接進入血流，使得血漿中雌二醇與雌固酮的濃度比率符合生理性比值。

但此種方法會因各人「技術」及「習慣」因素，造成血液中荷爾蒙濃度不穩定。

由於經由皮膚吸收可以避免肝臟的負荷增加，因此各藥廠莫不盡力的發展此類的荷爾蒙的皮膚補充藥膏製劑，目前已經有一些公司發展出將雌激素與黃體素混合到丙烯乙二醇的溶劑中，可以經由皮膚迅速吸收，避免乳膏含有礦物油之外，皮膚吸收的缺點，因此也可以非常容易的控制劑量，避免血液荷爾蒙因劑量釋出不穩定或太高而造成血液濃度不穩定的現象。

四、針劑

有些長效性或植入性的荷爾蒙目前都有在使用（譬如 Premarin Estandron），但由於是屬於「侵入性」，因此除了子宮大量出血，為控制出血時直接給予注射外，目前尚不鼓勵使用。

由以上可知，荷爾蒙的給藥方法，常常是「魚與熊掌」兩者不能兼得，但是只要接受醫師處方，而且能適應這個處方，便是最好的給藥方式了。

連續性合併型的荷爾蒙取代療法

連續性合併型治療藥物，它所含的雌性素是 17βestradiol

（雌二醇），在化學結構與人類生化上，與人類卵巢在停經前所產生的雌性素完全相同，因此對人體可以產生跟正常生殖年齡婦女所產生的刺激作用，所以不只是骨質疏鬆、血脂肪或心智健康上都有相當的功效在，而黃體素（NETA）是使用 19 個碳的睪固酮類。此種成分包含在口服避孕藥已證實藥效相當確實，而且因為與人類天然黃體素非常接近，與雌性素合併無間斷的使用，可以使子宮內膜的轉型成類似停經後的萎縮狀況，因此可以避免女性月經來潮，使服藥女性大多成為無月經狀況。此藥物是經由腸胃道吸收，而血液濃度中在 2～4 小時就可以達到最高濃度，雌性素代謝是由肝臟代謝成雌一酮，然後再代謝成雌三醇，之後再經由膽汁代謝後，少量再由小腸吸收。

所以肝臟外分解循環過程約 95 ％的口服量，已非活性的醣化及硫化合物自尿中排出，因此它可以達到的血液濃度與未停經婦女濃度相當，因此每日服用一次可以產生有效的症狀控制。

對於黃體素成分的 NETA 代謝，口服後可完全吸收，轉變成完全活性的代謝物，而產生黃體素的藥理作用，其半衰期是 3～6 小時，在肝臟代謝後，形成醣化及硫化合物，自尿液中排出，所以在 24 小時內，50 ％的藥劑可以自尿液中收集得到，排泄的能力相當的強，每天一次的服用，就可維持血液中的濃度。

更年期更健康

這樣的治療，除了可以治療更年期的症狀外，更重要的是它可以作用在子宮內膜上；換句話說，可以將過度增生可能會轉換為子宮內膜癌的細胞轉變為萎縮性的正常子宮內膜，因此在子宮內膜本身已經有病變的人，服用 Kliogest 反而可以避免子宮內膜過度增生或惡化的現象。

所以從研究資料中顯示未有抗拮性的雌性素補充的確會增加子宮內膜癌的可能，但是給予含黃體素的女性荷爾蒙取代療法時，反而可以將病變的子宮內膜變成正常的子宮內膜。

更先進的類荷爾蒙

地區＼年齡	44～54 歲	55～70 歲	地區＼年齡	44～54 歲	55～70 歲
美　　國	50 %	20 %	荷　　蘭	10 %	4 %
法　　國	17 %	7 %	丹　　麥	19 %	6 %
英　　國	92 %	11 %	芬　　蘭	22 %	9 %
義大利	2.5 %	>1 %	瑞　　典	29 %	11 %
比利時	12 %	5 %	奧地利	6 %	2 %

根據上表的統計，在美國女性婦產科醫師有 41 % 使用女性荷爾蒙，在瑞典女性婦產科醫師使用荷爾蒙的有 88 %，到底是什麼原因讓這麼多的女性從使用荷爾蒙停止荷爾蒙？追究其原因就是有不正常的出血或是有癌症的恐懼造成停止

使用。

有一種更年期症狀最新的藥物發展 Livial（台灣藥名為「利飛亞」），這種藥物是雄性藥物的衍生，有雌性素、黃體素及雄性素的作用。它本身在體內會形成三個代謝物，分別是 3α-氫氧基、3β-氫氧基及一個Δ4（第四第五碳位間有雙鏈）的酮形物。3α-氫氧基與 3β-氫氧基本身有雌性素的作用；Δ4 則有黃體素及雄性素的作用，前兩者在身體循環中不太容易被偵測出來，而且更重要的是它除了不作用在子宮內膜外，它提供荷爾蒙取法療法中雌性素的作用，同時卻減少子宮內膜雌性素的作用，進而減少出血的現象。

根據統計發現只要長時間（半年以上）給予 2.5mg 的此種藥物，骨質密度的檢查就可發現它可以相當有效的防止骨質的流失，更重要的是因為它有Δ4 的保護，因此與雌性素加黃體素相比起來，出血的可能性可以降低 50 ％。

也因為有雄性素的作用，讓經血出現的可能降低，而且可以讓病人有比較健康的感覺，因此可以降低病人因恐懼或不適而停止使用荷爾蒙的機會。更重要的是，因為組織專一性所以此種雌性素不作用在子宮內膜以及乳房上面，根據一項研究顯示，正常人口每 10 萬人中有 163 人可能會產生乳癌的，但是使用 livial 藥物的人，每 10 萬個人有 1.3 人，這表示其預防的作用高達 130 倍以上，因此可以減少乳癌的發生。

livial有降低脂肪、血液凝集、碳水化合物的作用對心臟血管造成保護作用，所以有降低血管阻塞、心肌梗塞的作用，由於 livial 本身是一個組織專一性的荷爾蒙作用，可以利用雌性素及黃體素來減低更年期的障礙，減少骨頭疏鬆及陰道上皮的乾燥，但是由於又有雄性素的作用，可以讓病人覺得特別的舒暢，而且可以減少熱潮紅、流冷汗的現象。因此，使用此類具雄性素作用的更年期荷爾蒙取代治療藥物，不失是一個對其他藥物容易造成不正常陰道出血，或是使用之後仍然覺得日子艱苦難熬的婦女，倒是一個可以取代的藥物。

雌性素對心臟血管為什麼有保護作用？

更年期以前婦女罹患中風的機率不到男性的一半，但更年期後的婦女發生中風及心肌梗塞的機率與男性發生的機率是相等的，換句話說，在雌性素的保護之下，女性較少發生中風及心肌血管疾病的現象，也就是說，雌性素對心臟血管有保護作用。為什麼雌性素對於心臟血管有保護作用呢？首先，我們必須知道在人類的身體器官中，有超過 300 處以上的器官與組織本身都有雌性素的接受體，假如雌性素降低，就會產生萎縮及功能障礙的現象，這些擁有雌性素接受體的器官本身可以接受雌性素的作用，產生一定的功能，這就是雌性素不是作用在女性特有器官，卻發揮很好的功用的原

因。

　　雌性素接受體在 1995 年才被發現，這使得接受體的觀念起了一個革命性的變化，由接受體的發現，我們才知道單一的荷爾蒙在人體中對不同的細胞發生有極大的差異，會造成不同的功用，這就是所謂的組織特異性，而且這些作用不見得是正向作用或負向作用，可能是界於正負之間的作用，因此同時在不同的組織產生各種不一樣的作用。

　　雌性素在心臟血管的保護上，有一個相當重要的角色，雌性素可以擴張血管並抑制血管硬化的現象，而雌性素所導致的血管擴張現象在給予雌性素後約 20 分鐘內，就可以產生作用，但是這種作用並不會改變基因的表現，因此我們稱為非基因的作用；對於抑制血管被傷害或是血管硬化的作用，則可能要數個小時或數天後才會產生作用，這種作用會造成基因的改變，我們稱為基因作用。

　　細胞核內有兩種接受器，稱為 α 與 β 兩種接受器，跟其他荷爾蒙一樣，當接受器與荷爾蒙結合的時候就會被活化，之後就會開始表現轉譯因子，接受器被活化就開始有一定的作用出來，但是假如缺少荷爾蒙時，可能需要其他的生長因素才能被活化，但是這種發生的機率較為少見。

　　在人類的血管內皮組織與平滑細胞組織有相當高的接受器，因此可以活化內皮細胞與平滑細胞的基因表現，β 接受器的重要性在心肌細胞中可以自行調解一氧化氮合成酵素的

表現，因此可以讓血管擴張或是緊縮的現象。

　　而雌性素的接受器還有含其他存在細胞中的蛋白質，例如共同活化物或共同抑制物來作用，這種作用本身可以讓轉譯的速度快速進行或是暫停下來，因此在雌性素及接受器以及它的共同因子之間的共同作用來控制基因的表現。

　　簡單的說，雌性素對於心血管的作用有立即的作用與長期的作用，雌性素是藉著內皮細胞一氧化氮的分泌來增加血管的擴張，執行短期的作用；長期的作用，則是利用接受器的作用，使血管細胞的基因與蛋白質的表現發生改變，因此停經後的婦女若使用雌性素，其發生血管硬化的機率將降至與停經前是相同的，它對心臟血管的作用有三分之一的原因間接作用就是對於血脂肪的保護作用，也就是較不容易形成壞的脂蛋白，可以減少血管阻塞的現象，其他三分之二的原因是由雌性素對心臟血管的直接保護作用所造成的。

　　當然女性荷爾蒙除了對心臟血管有這些保護作用外，在我們身體裡面，從身體到骨骼、肝臟、中樞神經或是子宮、卵巢、睪丸、膀胱、肺臟、大腦等等都是有雌性素的接受器，這也就是雌性素可以作用在各種不同器官，產生各種不同保護作用的原因。

　　雖然在基礎醫學上的研究，發現雌性素可能可以作用在心臟血管，和新陳代謝的變化無關，但是在證據醫學上並沒有辦法顯示說，利用荷爾蒙的治療可以有效的降低心臟血管

的疾病，在 1998 年美國國家衛生院針對荷爾蒙對心臟血管的評估研究（*HERS*），收集了 2763 個受試者，平均 67 歲，已經罹患心臟血管疾病的女患者進行給予惠氏藥廠出品 Premelle 的研究，顯示對於這些已經有心臟血管疾病的人，給予 Premelle（雌性素＋黃體素）在早期是有害處，對晚期則有利。

　　但是在進一步的追蹤 5 年，差異並不存在，而且在 WHI 的報告中，對於 16608 名的更年期荷爾蒙治療的研究中，發現到在使用 Premelle 的患者中，每年每 1 萬個人當中心臟病由 30 個增加到 37 個，乳癌由 21 個增加到 29 個，血栓從不吃藥的 16 位增加到 34 位，因此經過利弊的評估之後，發現連續性的荷爾蒙補充，不但沒有預防心臟血管疾病的長期效益，可能甚至會有所害處。

　　我們從基礎的研究和實證醫學來看，雖然雌性素對於心臟血管它的痙攣與它的膽固醇新陳代謝這一類的變化是有所幫助，對於心臟血管的疾病非單一因素所控制，因此目前的證據並無法證實其有助於改善心臟病，其次是混合型的荷爾蒙（雌激素加黃體素）對心臟血管反而是有所害處的 。

乳癌患者能不能使用女性荷爾蒙

　　使用荷爾蒙會不會增加乳癌的機會？目前各種分析的結果並沒有一個相當好的結果，因為許多因子都會產生偏差，

不過大部分的報告顯示，使用女性荷爾蒙的前 5 年並不會造成乳癌增加的機會，但是使用 5 年以上，其危險性會從 0.9 ％增加到 2.2 ％左右，因此女性荷爾蒙的使用對於乳癌患者總是較引人注意。

對於一些乳癌患者，但卻有相當嚴重的更年期症候群的人，是不是可以使用女性荷爾蒙？目前在世界上並沒有太多資料研究，但是在 1988 年 Dr. Stoll 提出報告，發現在 65 例的乳癌患者，經過治療後，因有更年期症狀所以給予女性荷爾蒙，在長達 5 年追蹤，65 位患者完全沒有發現有復發的現象；在 1997 年《乳房》雜誌上，Dr. Decker 在 114 例早期乳癌患者中，乳癌完成治療兩年後開始使用荷爾蒙，結果發現有 6 例，5.3 ％的復發，與一般未使用荷爾蒙的復發機率是相等的，因此從目前所有的資料顯示，乳癌的患者經過治療後，若沒有復發跡象時，又有更年期症候群，使用女性荷爾蒙本身並不會造成復發性的增加。

但是要注意的是，使用荷爾蒙會改善更年期症狀，但也會增加乳房的密度，造成診斷時的困難，因此在做放射線攝影或是超音波檢查的時候需要特別小心，幸好有使用荷爾蒙的乳癌患者，對於使用後的追蹤工作，醫師總會特別小心，因此在有乳房異常情況下，做進一步的追蹤檢查，可以發現大部分都只是處於原位癌的現象，反而對於乳癌的偵測工作有所幫助。

不過，一側乳癌患者本來就有比正常人高 2～5 倍的機率發生另一側乳癌，甚至年輕的婦女可以高達 10 倍以上，這些成因並不見得是因為荷爾蒙造成影響，所以乳癌患者若有嚴重更年期症狀，並不是不可以使用荷爾蒙，但一旦要使用女性荷爾蒙的時候，一定要事先告訴醫師情況，並勤於做身體的檢查。

雌性素的補充無法證實可以改善退化性關節炎

雌性素的補充對於老化的過程，包括結締組織、肌肉及皮膚的改善都有相當顯著的效果，比如萎縮性的陰道炎，能夠因為雌性素的補充得到緩解，女性比男性在顏面及下肢上有更多雌性素的接受器，因此更容易受到雌性素的高低所影響，停經後的婦女在皮膚的膠原層會受到雌性素降低而減少，因此皮膚變薄弱，有一些細的皺褶產生，也會缺少彈性，因此直接給予雌性素對於皮膚有相當大的幫助。在骨頭上我們也知道在停經早期就開始給予雌性素，可以有效的減少骨質疏鬆症的發生，單純給予維他命 D 與鈣質並無法有效的改善骨質疏鬆，倒是單純的給予雌性素加黃體素的荷爾蒙取代療法，對於骨質疏鬆有相當大幫助。在對皮膚厚度的研究中，發現到予局部性的雌性素可以有效增加表皮的厚度。

但是雌性素對於困擾許多中年婦女的退化性關節炎是不

是有治療的效果呢？在很多的研究中發現似乎有效，但是也有其他的研究顯示沒有效果，Dr. Zhang研究了退化性關節炎與雌性素的關係，在 8 年的追蹤發現雌性素治療可以降低膝蓋的退化性關節炎，所以此類的治療是有效的。

　　不幸的是，由動物的實驗不能證實雌性素的給予可以有效的改善退化性關節炎的問題，因此目前為止對於退化性關節炎是不是能用雌性素的補充來加以改善仍是未知數，不過對於骨質疏鬆的治療上是已被肯定的，即使在東方人與西方人的體質有相當大的差異，例如東方人中，泰國人罹患骨質疏鬆只有 15.7 ％，與高加索人的 30 ％有相當大的差別，而且在坐腿骨與大腿骨的折斷，東方人也相對的低，許多人推論這可能是因為東方人的腿較短，距離地面較近，減少骨折的因素，其實，雌性素作用於骨頭上的機制是相當的複雜，包括 α 的雌性素的接受器與 β 接受器，都可以在骨椎中的噬骨細胞與生骨細胞找到，表示這些細胞都會因雌性素多寡而影響，其他如巨噬細胞、單核細胞、淋巴細胞等，對於骨頭的維持生成都有作用，可見雌性素在骨質密度的加強上有其角色。

　　但是我們要特別強調的是，對於骨質已經發生疏鬆的人，短時間的雌性素或是鈣質、維他命D的補充是沒有效果的，它必須要持續超過半年以上的治療，對於骨質才會有所作用。

可見雌性素對骨頭的密度有正面的作用，不過對退化性關節炎的效果仍待評估。

動情素有效避免動脈粥狀硬化

心臟血管的疾病已經成為已開發中國家最常見的死亡原因，為什麼在更年期之後的婦女罹患粥狀硬化機率的會增加呢？根據了解，這與雌性素可以避免粥狀硬化有相當的關係，因為動情素本身可以增加高密度脂蛋白膽固醇的濃度（約 10～15 ％），至於其他原因雖然並不是相當清楚，但是有很多的研究顯示，雌性素的增加可以降低 VCAM-1，此為造成血管膽固醇凝聚的因素，而且也可以降低 MCP（Monocyte Chemoattracted Protein），因此它可以減少 Monocyte 附著在血管內層壁上，因為吸附在血管內層壁上的單核球本身可以穿過血管的內皮細胞，進入到內皮細胞下的組織，這些內皮下組織會形成巨噬細胞，而巨噬細胞又可以吞噬氧化過的低濃度脂蛋白的膽固醇，形成泡沫細胞，因此造成粥狀硬化。

假如雌性素增加，可以降低單核細胞與巨噬細胞潛入到內皮下組織形成粥狀硬化的現象，但是究竟什麼時候給予雌性素才有辦法減少動脈粥狀硬化的發生呢？最好補充的時候是在停經開始時就應該可以給予動情素補充，此時可以有效的改善粥狀硬化的產生，假如等到動脈粥狀硬化逐漸形成

時，並不會改善已經形成粥狀硬化，因此對於粥狀硬化改善的功能較為有限，我們可以由此知道雌性素對於粥狀硬化的改善是來自於巨噬細胞作用的抑制。

曾患子宮內膜癌患者，能否使用女性荷爾蒙

使用女性荷爾蒙會使子宮內膜增生，而且也會使子宮內膜中雌性素接受器增加，因此假如「單獨」使用女性荷爾蒙而未使用黃體素，會讓子宮內膜變厚，而逐漸產生子宮內膜增生的現象，甚至形成複雜型的子宮內膜增生，更進一步，會產生子宮內膜癌。

因此單純使用雌性素，罹患子宮內膜癌的機會比正常人為 1.4～3 倍左右，假如使用的期間超過 3 年的話，會增加到 1.8～22 倍之間，可見單獨使用雌性素會讓子宮內膜癌的發生機率增加，但是目前荷爾蒙的治療都有加上黃體素的使用，所以罹患子宮內膜癌的危險性就相對的降低。

對於曾經罹患子宮內膜癌的患者，若使用荷爾蒙會不會讓子宮內膜癌再度復發呢？在 1990 年李醫師的報告中，在第一期的子宮內膜癌患者，有 44 位手術後給予口服雌性素 5 年，62 例沒有給荷爾蒙，其中服用雌性素的組別沒有復發的情況，或因其他疾病死亡的現象，但是在沒有給予雌性素的組別，卻有 1 例復發的案例發生，而且有 5 例死於心肌梗塞、3 例死於大腸癌或是乳癌的現象，從這個研究發現到沒

有給予更年期患者雌性素的話，反而比較容易有死於其他疾病的機會。

在 1986 年的美國婦產科雜誌中，Dr. Creasman 發表了 221 例第一期子宮內膜癌的患者，其中 78 ％沒有接受荷爾蒙治療，52 ％接受荷爾蒙的治療。其中發現有使用雌性素的組別只有 2.2 ％，1 例的子宮內膜癌復發；而沒有使用雌性素的組別有 26 例，15 ％的復發，換句話說，子宮內膜癌的患者術後接受雌性素似乎沒有增加子宮內膜癌復發的機會。

相同的，在 1996 年美國婦產科醫學會雜誌中，Dr. Chapman 發表 62 例子宮內膜癌的研究，發現沒有接受荷爾蒙的組別中，約有 3.2 ％的復發，沒有接受的組別則有 9.8 ％，約 6 例的復發；而死於其他疾病的，使用荷爾蒙的組別只有 1 例，沒有使用荷爾蒙的組別則有 2 例，因此子宮內膜癌的患者假如能在病情控制後，使用女性荷爾蒙，應不會有比較高的子宮內膜癌復發的機會，反而會使子宮內膜癌以外的癌症發生機率減低，也增加了生活的品質。因此對於子宮內膜癌術後的患者，想要有明顯更年期症狀的人，應該在醫師的指示及嚴格的監視下，可以使用荷爾蒙的治療。

更年期糖尿病患者是否可以荷爾蒙補充

使用女性荷爾蒙做治療更年期症狀，例如可以降低熱潮紅、減少陰道乾澀的現象、降低老人痴呆症及大腸直腸癌的

可能性已經為大家所知道。

　　至於糖尿病的人，是否可以服用女性荷爾蒙，目前的醫學文獻並沒有太多的報告，根據最新的研究報告指出，在停經前糖尿病的婦女有冠狀動脈疾病的發生率與有糖尿病的男人是一樣的，其發生率比沒有糖尿病的婦女得到冠狀動脈硬化的機會高出了 5 倍，換句話說，糖尿病會減低雌性素對於女性減少冠狀動脈或腦中風的疾病的保護作用，因此停經後糖尿病的患者服用雌性素是不是可以改善這種現象，或是反而產生其他的可能危險性，均是目前醫學界所積極研究的。

　　根據最新的研究報告發現，對於冠狀動脈疾病可以利用中頸動脈及內頸動脈的厚度來做是否會產生冠狀動脈硬化或阻塞的參考指數。根據一個報告分析 200 位最近使用雌性素荷爾蒙的婦女、104 位曾經使用但目前沒有使用的婦女，以及 319 位從未用過的婦女，測量她們內頸動脈的厚度，來判定冠狀動脈阻塞的可能性；發現到在最近使用雌性素的婦女內頸動脈的厚度明顯的比以前用過或是從未用過的婦女其內頸動脈的厚度要薄，如在最近使用的組別其內頸動脈的厚度為 69 微米（$p = 0.06$），從前用過的組別其厚度為 86 微米，較從未用過的 96 微米（$p = 0.03$），可以知道持續使用雌性素會讓內頸動脈的厚度變薄，相對的也可以降低冠狀動脈阻塞的可能；當然這種因素可能會受到所謂的 HDL（高密度脂蛋白）及 LDL（低密度脂蛋白）所綜合掉；對於 LDL，使用

荷爾蒙的人也會有 14 %的減少，相對的，在沒有使用的人反而會有 2 %的上升；在高密度脂蛋白上，有 22 %的增加，比沒有使用的人有 3 %的增加，也是有明顯的增加。因此我們可以看出使用雌性素的人可以讓好的脂蛋白（HDL）增加，讓壞的脂蛋白（LDL）下降，所以對於血管粥狀硬化是有幫助的。從以上的看法，可以知道使用荷爾蒙對於糖尿病的婦女有助於減少冠狀動脈硬化或是心肌梗塞的可能性，尤其是最近使用荷爾蒙婦女其危險率降低為 0.51（正常的為 1），顯示出心肌梗塞的機會少了一半的機會。

糖尿病服用荷爾蒙取代療法也會改善糖尿的控制，對於血紅素的血糖紅素 Hba1c 的研究可以發現在血糖控制上顯著的較正常，C Peptide 就比較沒有顯著的差別，而且也可以減少肝臟的糖分的形成，抑制升醣激素引發醣解作用的效應，因此發現使用荷爾蒙的人，在血糖的控制上反而會比較好，可見荷爾蒙的有助於血糖長期的控制。

另外對於血清活動素的抑制劑（PA1），其本身及分裂物質都會因為使用荷爾蒙而降低，因此就會降低血管硬化的可能性，從以上我們可以知道雖然目前沒有一個正確的資料顯示，荷爾蒙取代療法對於糖尿病患者有相當的幫助，但是從這些短期對於冠狀動脈以及心肌梗塞上服用女性荷爾蒙上的幫助，也可以推想在女性荷爾蒙上對於糖尿病，不管是中風、心肌梗塞或是血糖控制應該都有相當的助益。

更年期更 健康

② 更年期性生理 的變化

更年期婦女在性生活上常會遇到不同的困擾,總歸而言,其困擾包括以下幾點:第一是行房時的疼痛,第二是性慾的減低,第三是性需求的不協調。其實這三種性生活的困擾,絕大部分是因為雌激素的降低所造成。

Beautiful Life

更年期婦女在性生活上常會遇到不同的困擾，總歸而言，其困擾包括以下幾點：第一是行房時的疼痛，第二是性慾的減低，第三是性需求的不協調。其實這三種性生活的困擾，絕大部分是因為雌激素的降低所造成。

首先，先要了解在更年期婦女的解剖學上的改變，第一個改變是乳房的萎縮，由於雌激素減少，所以會有乳房萎縮現象；第二是會因肌肉張力的減少，因此，會有骨盆腔脫垂、子宮及膀胱直腸脫垂的問題；第三有陰核尺寸減小的問題，這是皮下脂肪減少所致；第四是小陰唇及大陰唇的萎縮，皮下脂肪減少都會造成萎縮變薄的現象；第五是陰道長度變短、陰道壁變薄及彈性減低，這是因為陰道內的粘膜組織減少或萎縮所造成的。綜觀其上，幾乎都是因為卵巢萎縮造成女性荷爾蒙分泌減少所造成的現象。

當然在心理及生理上也有些變化。第一，女性要有更多的時間性的興奮及高潮；第二，需要更多的刺激才能產生陰道的潤滑液；第三，高潮的強度減弱，需要更多的刺激才能達到高潮。所幸的是高潮能力並未改變仍有高潮產生，因此，在了解女性的解剖學及生理學的變化之後，對於女性經常面對性生活的困擾就知道如何迎刃而解了。

對於性交疼痛的問題可能是因為：陰道壁變薄、潤滑液減少、陰道尺寸變小、肌肉彈性減弱、陰道彈性減低，因此，摩擦就會造成疼痛出現的現象。性交疼痛的問題，陰道

更年期更健康

潤滑液分泌減少，男性性器官插入時會相當不舒服，陰道尺寸變短也會造成深入時張力所引起陰道的不舒服。

　　對於女性性慾減低，主要是因為雄性荷爾蒙分泌的減低，但事實上並沒有減低太多，不過心理可能是一個很大的問題，是因為性交時會疼痛或性需求的不協調所造成；有些女性性慾低落可以利用含微量雄性荷爾蒙加以改善。對於雙方性需求不協調，這也是可以利用廣義的性行為來達到性生活的共識，得到好的性協調。對於性交疼痛的婦女，可以利用潤滑劑塗抹女性陰道口或男性性器官上，再進行性行為。比較嚴重乾澀及陰道炎的患者，可以使用女性荷爾蒙治療。

　　女性更年期時因為心理、生理及解剖上的改變容易發生性生活的困擾，夫妻雙方若能對更年期的生理變化有所了解，並藉由醫師的指導，加上適當藥物及激素的使用就可以締造雙方能接受的性生活方式，畢竟性生活應該是質量並重，有時候甚至質重於量，陰道性交以外的性行為或許也可以讓更年期性生活更加美滿。

 # 男人與女人的差別

　　由於在生理及內分泌上，男人與女人都不同，所以在生殖器官的老化上及對性的需求都有很大的差異。根據統計，進入更年期的婦女有一半會失去對性的渴望，僅有 15 ％不

到的人仍維持不變；相對的，同年齡層的男人只有 10 ％不到不再對性有渴望，而約有接近一半的男人在程度上有減低，可見男人與女人在更年期後對性的需求有很大的不同。

造成此種差異的主要原因是，女性進入更年期後卵巢的功能逐漸減低。促進女性性慾的主要荷爾蒙是由卵巢與腎上腺所分泌的睪固酮及雄性素。

與雌激素一樣，睪固酮的濃度在排卵期會升至最高峰，因此大多數的婦女在排卵期有最強烈的性衝動，而更年期後排卵的機會逐漸減少，因此睪固酮僅維持很低的濃度，在進入老年後，卵巢分泌的睪固酮也會隨之消失，因此停經多年的婦女大都很少會有強烈的性衝動。但這並不代表不會再有性高潮的出現。

 ## 為什麼性交會疼痛？

性交困難或下體灼熱刺痛是更年期後常見的現象，主要是因雌激素的減少，造成陰道粘膜下組織變薄，分泌減少，如此不僅使陰道的濕潤作用消失，也使陰道的彈性消失，很容易造成陰道的創傷與細菌感染，行房後會有腫痛、刺痛的現象。

另外，女性進入更年期後，由於女性荷爾蒙不足，依賴女性荷爾蒙滋養的器官，如乳房、子宮、陰道、皮膚，都逐

漸萎縮，加上子宮頸及陰道分泌的液體逐漸減少，降低了乳酸桿菌的作用，使陰道的酸性不易保持，減弱了對細菌的拒抗作用，也減少了本身的「自淨作用」，因此使存在會陰部位的細菌「乘虛而入」，造成陰道炎。如此惡性循環，使更年期婦女視行房如上戰場。

其實，適當的行房對更年期婦女相當重要，一則可以避免仍「虎虎生風」的先生感情走私，再則經適量男性荷爾蒙的刺激，能增強女性荷爾蒙的分泌。不過若有行房困難時，一定要找醫師做正確的診斷與治療。

更年期時的萎縮性陰道炎，使用女性荷爾蒙的陰道或皮膚抹劑，兩個星期左右就會有驚人的效果。對於「兩分鐘」就想解決的先生，不妨帶他一起去看婦產科醫師，讓他聆聽一場「教訓」！

 # 中年懷孕怎麼辦？

邱太太今年 46 歲，是一位典型的家庭主婦，相夫教子 20 幾年，最近聽說鄰居許太太因避孕器裝置太久沒有更換，以致避孕器移位，嵌進了子宮肌層，造成嚴重腹痛，最後還動手術才把異位的避孕器拿掉。

邱太太自忖自己差不多到更年期了，應該不會再懷孕了，就到附近的婦產科診所，將放了一陣子的避孕器

拿掉。

　　拿掉後，月經仍然正常的來。不料最近兩、三個月，月經只來了一點點，她本來以為是更年期真的來了，因此也不去管它，沒想到腹圍一直增加，而且胸部也出現脹痛的懷孕早期症狀，只好趕快到醫院接受檢查，經醫師驗尿及超音波檢查，證實已懷孕十二週，並有胎兒心跳。

更年期還會懷孕嗎？

　　事實上，女性的生殖能力在 25 歲左右到達高峰後，便逐漸的降低，到了 35 歲約有三分之一的婦女不孕，而 40 歲以上大約有 60 ％不孕，而超過 44 歲，幾乎就不再有生育能力。

　　為什麼女人上了年紀就不再有生育能力呢？可能與下列的原因有關：

一、性交次數減少

　　根據統計，美國青少年期性交的次數，每週約 11 次，而超過 40 歲則減為 6 次，因此受孕機會減少。

二、月經不規則

　　高齡婦女較常發生不排卵，因此月經週期也會較亂。一般而言，有亂經現象的 30 歲左右婦女約為 13 ％，而到 46 歲

則有 30～50 %。

三、男性生育力減弱

　　雖然男性的生殖能力不似女性一樣會明顯的減低，但是根據一項實驗證實，男性超過 45 歲後，其染色體的異常率會由 4 %一躍至 16 %，造成卵子即使受精，也不易著床、發育。或許這一項因素並不特別重要，因此畢卡索在八十歲還生了一個兒子。

四、高齡婦女易流產

　　許多的流產都是在很早期就發生，因此有許多流產是在不知不覺中流掉的。有統計發現，有高達 23～49 %的懷孕是在前四週發生流產，而這些流產中有接近一半是因為染色體的異常（例如唐氏症）。

五、子宮老化

　　高齡以後，子宮的肌肉組織逐漸為纖維組織取代，子宮內膜也逐漸老化，不易著床。

中年懷孕要注意什麼？

　　老蚌生珠，我們很難說是好事或壞事，若是不孕症的夫婦，醫師或許會大大恭喜他們，但若已是事業有成、兒孫繞膝的祖母級人物，醫師通常會請他們多多考慮。事實上，年紀較大的婦女懷孕時，胎兒罹患先天性畸型、葡萄胎及早產的機會都非常高，因此高齡產婦一定要做產前遺傳諮詢。

像黃太太到了懷孕十二週才發現懷孕的，一定要在十六週至十八週做羊水穿刺檢查，以確定胎兒的染色體是否正常，若在更早期就發現懷孕的，可採用絨毛採樣檢查診斷胎兒的異常。

　　總之，老蚌生珠並不容易，50 歲的婦女能生下小孩的機率只有六萬分之一，但是並非不可能，因此將進入更年期的婦女，若不想再嘗試擁有生命的喜悅，就要採用適當的避孕方法。

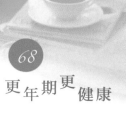

更年期更健康

③ 更年期容易罹患的疾病

　　女性進入更年期後，由於女性荷爾蒙大幅減少，罹患骨質疏鬆症、退化性關節炎、高血壓、心肌梗塞…等症狀亦相對地增高。

骨質疏鬆症

接近 35 歲時是人體骨質形成的高峰，而後開始逐漸走下坡，骨頭的質與量會開始慢慢減少。倘若骨質流失的速度加快，骨頭中的鈣質會逐漸流失，使得骨頭內部布滿孔隙、中空疏鬆，即稱為「骨質疏鬆症」。

在人體 206 塊骨頭中，以脊椎骨發生骨質疏鬆的情形特別顯著，因為脊椎骨須承受身體的重量，因此久而久之會發生壓迫性骨折，導致老年人的彎腰駝背。

除了脊椎骨外，大腿骨也是支持體重的主要位置，而腕骨則是跌倒時支撐身體的所在，因此這兩個地方，也很容易發生骨折，不過若非因為罹患骨質疏鬆症，平時要跌斷它們也沒那麼容易。

鈣在身體的作用

1. 支持身體的骨骼架構。
2. 維持神經系統的敏感度。
3. 調節身體內酸鹼的平衡。
4. 肌肉的收縮與放鬆鈣質充當介質的作用。
5. 維持鈣質細胞的穿透性。
6. 幫助血液的凝固。

女性較易罹患骨質疏鬆症

感覺上婦女罹患骨質疏鬆症的人比較多。事實上，由於男性的骨質原本就較女性多，因此流失一樣多的骨質時，對女性的影響比較明顯；加上男性常常從事負重的工作，因此骨質密度較女性高，因此也減低了男性罹患的機率。

最重要的一個原因是，女性在進入更年期後，女性荷爾蒙大幅減少，導致骨質流失速率大增，因此更年期以後的婦女罹患此種疾病的可能性大大增加。據估計，約有四分之一的婦女進入老年期後會得此病，而目前台灣約有三分之一的老年婦女（年齡超過 65 歲）曾發生脊椎骨折，由此可見台灣有極高比率的骨質疏鬆症病人。

但大部分人卻未接受治療，往往等到跌斷骨頭時，才發現是骨質疏鬆所引起的，雖然那時「亡羊補牢，猶未為晚」，但卻付出極大的代價，因為約有五分之一的人從此喪失活動力，因此及早治療是非常重要的。

罹患骨質疏鬆症的高危險群

一般而言，家族中有人罹患骨質疏鬆症、體重過輕、卵巢早期衰竭、甲狀腺疾病、胃部切除、吸菸量大及運動量少的人，都是屬於「高危險群」，應該接受骨質疏鬆症的篩檢。

目前已有超音波、雙光子測量儀（目前超音波及雙光子的骨密度測量對於骨質流失程度的評估有相當的幫助，但超音波檢查的準確性較差，因此作為篩檢可疑患者之用。利用超音波檢查，檢查足根骨的骨頭密度，就可以大致推斷是不是有骨質疏鬆的現象，經由此做初步的篩選後，有懷疑者，接著可以進行更準確的雙光子骨質密度的檢定。雙光子骨質密度的檢定，是採用兩種不同能量的同位素同時檢測骨頭與軟組織的密度，利用電腦分析測量骨密度，可以檢視脊椎髖骨的密度，且不會受到脂肪、肌肉軟組織的影響，可以相當有效的檢查出骨質是否有疏鬆的現象。）對於骨質流失程度的評估，相當準確而快速，因此高危險群的人，更年期後至少應做一次檢查，以便及早發現此病。

下列這些人必須懷疑有骨質疏鬆症：

一、彎腰駝背

彎腰駝背者常代表著脊椎骨有契狀骨折，因此可能有骨質疏鬆症。

二、身高變矮

身高變矮的，可能就是脊椎骨有壓迫性的骨折所造成的，嚴重的老人可能會減短 8 公分以上的身高。

三、疼痛

在有骨頭疼痛、腰酸背痛的人，因為這些人都有骨質疏鬆或壓迫性的骨折，因此產生疼痛的現象。

四、腰酸背痛

早期的局部疼痛，是因為局部性的神經壓迫，後來可能會散布到全身。

五、行動不能者

行動不能者常常是因為骨折壓迫到神經，造成行動的失能。

因此有以上症狀必須要懷疑是有骨質疏鬆症的現象。

哪些人是骨質疏鬆症的高危險群：

一、遺傳因子

1. 女性、高加索亞洲人、家族有骨質疏鬆的人：由於有些人遺傳上面對鈣質吸收較差，或者是骨本本來就較少，因此比較容易有骨質疏鬆現象。

二、內分泌因素

1. 女性本身骨質的密度先天上本來就比男性較低，因此骨本較少，在骨質疏鬆的發生率就會增加。

2. 在 35 歲以前停經的人，因為雌性素的降低會影響鈣質的吸收，因此提前停經的人，容易造成鈣質吸收不夠，造成骨質疏鬆的現象。

3. 未生產過的人：未能懷孕生產的人可能是因為卵巢的功能會有所異常，因此比較容易有排卵不良、內分泌失調等症狀，造成骨質容易有疏鬆的現象。

4. 瘦小體材的人：瘦小體材的人本來骨質的骨架就比較

小，再加上在更年期之後，在脂肪組織將腎上腺所分泌的黃體素或雄性素轉變成雌性素的酵素較少，因此對於鈣質的吸收會較差，缺少雌性素下容易有骨質疏鬆的現象。

三、環境因素

1. 長時間缺少補充鈣質及維他命D的攝取：會妨礙到鈣質吸收及骨骼的形成。

2. 嗜酒、抽菸的人：酒精會降低血液中的鈣質，抽菸的人會使血液酸性增加，氧氣分壓減低，使骨骼的代謝異常，血液中的動情激素代謝增快，甚至可能會影響到提前停經，也會造成骨質疏鬆的現象。

3. 高蛋白攝取（偏好肉食類）：會增加腎臟鈣質的排出量，容易得到骨質疏鬆症。

4. 咖啡因飲料的愛好者：會促進尿液的排鈣作用，因此容易引起骨質疏鬆症。

5. 高磷酸及鈉鹽的吸收：這種都會造成的鈣質的吸收較差，容易造常骨質疏鬆症。另外常吃含磷的制酸劑者或者共用抗凝血劑、利尿劑者也都會使鈣質的流失會增加，因此會造成骨質疏鬆。

6. 常坐辦公室者，由於骨骼的負重量不足，因此會使骨骼鈣質形成不夠，也會造成骨質疏鬆。

7. 未懷孕或者定期鈣質補充不足者，也都是會造成骨質疏鬆的現象。

更年期更健康

以下列表加以說明：

骨質疏鬆症的高危險群	
遺傳因素	1. 女性 2. 高加索人或亞洲人 3. 家族有人罹患骨質疏鬆者 4. 瘦小體裁
內分泌因素	1. 女性 2. 35 歲前停經者 3. 未生產過 4. 瘦小體裁
環境因素	1. 長時間低鈣、低維他命 D 之攝取 2. 飲酒、嗜菸者 3. 高蛋白攝取者（偏食肉類食品） 4. 咖啡因飲料之愛好者 5. 高鱗酸及鈉鹽的攝取者

藥物的服用也會影響骨質疏鬆症

有很多藥物會影響鈣質及維他命 D 代謝的異常，因此也容易造成骨質疏鬆的現象。

一、抗痙攣的藥物

使維他命 C 的代謝異常，因此對鈣質吸收產生異常，也會造成骨質疏鬆。

二、抗凝血劑

抗凝血劑會影響骨骼非膠原蛋白的代謝，膠原蛋白也是構成骨骼的成分之一，因此會造成骨質礦化的異常，造成骨

質疏鬆症。

三、含鋁、鎂製劑的止酸藥

因為礦物質的吸收會影響鈣質的吸收，所以會造成骨質疏鬆症。

四、利尿劑

利尿劑有增加鈣質排泄的功能，因此造成骨質疏鬆症。

五、皮質素類固醇

會減少腎內鈣質的再吸收，因此會造成高血鈣、高鈣尿症，使腸壁細胞對鈣質的吸收變差，副甲狀腺素的分泌增加也會造成破骨細胞的增加，而造骨細胞的作用減低，因此這些藥物的服用都會造成骨質疏鬆症。

骨質疏鬆的後遺症

骨質是由 10 個鈣的磷酸鈣結晶組成，結合骨基質而形成的，因此外殼是個皮質骨的外層，內層是有很多海綿組織，由很多的骨小樑所組成的，因此骨頭會有吸收分解再形成的作用，假如再製骨細胞大於成骨細胞，就會有產生骨質密度減低，造成骨質疏鬆的現象。在台灣 65 歲以上骨質疏鬆的罹患率是 12.9 ％，女性為 23.8 ％，女性骨質疏鬆的罹患率較男性為高。65 歲以上發生骨折的罹患率，男性的比率為 9 ％、女性為 15 ％，而且台灣的頸骨的密度較美國白人少 10 ％左右，因此台灣是個骨質疏鬆的一個高危險的地區。

更年期更健康

在美國 65 歲以上，每 4 個人中只有 1 位罹患骨質疏鬆症，約為 25 ％，比台灣高出很多，約占總人口數的 10 ％，每年大概有 1500 萬的患者發生骨折的現象，醫療支出高達 100 億以上。一般來講，骨質疏鬆的患者 15 ％會在短期之內死亡，而更高達 30 ％的患者會在一年內死亡，是因為股骨折斷之後引發行動不便併發的肺炎或者是血栓症、感染症，造成的病人的死亡。

如何預防骨質疏鬆症？

沒有罹患骨質疏鬆症的人，宜多做運動、多攝取鈣質，來避免發生此病，但過量的運動，會造成月經的不正常，使罹患的危險性增高，因此適當的運動，增加鈣質的補充，適當的使用鈣片 VitD 及增加骨密度的藥是避免骨質疏鬆的不二法門。

哪些食物鈣質多？

大家都明白牛奶對兒童發育的重要，但卻忽略了成年人對鈣依然很需要。對於進入更年期的婦女，每天所需的鈣質高達 1200 到 1500 毫克，而 1 杯全脂牛乳中約含有 291 毫克的鈣，因此若單靠牛奶來補充鈣質時，一天則需要喝上 4 杯才夠。

不幸的是，中國人對牛奶的耐受性較差，往往無法消化

牛奶，因此單藉牛奶來補充鈣質是不夠的，還好中國人喜歡吃的豆腐、黃豆中也都含有鈣質，可以彌補鈣質攝取的不足。當然，也可以服用鈣片來補充鈣質，但有結石的病人，則應請教過醫師才可服用。

食物含鈣量之比較		
低脂優酪乳	1 杯	415 毫克
沙丁魚	3 兩	372 毫克
全脂牛奶	1 杯	291 毫克
乳酪	1 兩	272～204 毫克
冰淇淋	1 杯	176 毫克

鈣質的種類

　　有很多人對於鈣片的攝取相當的徬徨，因為在市面上含鈣的藥物相當的多，在廣告商品宣傳能增加鈣質的廣告也相當的多，到底如何服用鈣質比較划算省事呢？事實上，容易吸收、不易造成結石者就是好鈣片。

　　目前市面上所售的鈣片成分分析如下：

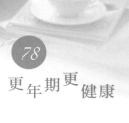

更年期更健康

鈣 質	含鈣量（％）	備 註
葡萄糖鈣	9	
乳酸鈣	13	
白雲石	22	不過白雲石含有有毒的重金屬，例如汞、鉛等，不適合一般的服用。
骨 粉	31	但是不能含有有毒的重金屬，例如汞、鉛、砷。因此服用時要格外小心。
氯化鈣	36	
磷酸鈣	38	這就是坊間常用到的 Biocal 就是磷酸三鈣，適合服用。
碳酸鈣	40	常用的 Oscal，是最具有效益的鈣片。

　　這個含鈣量的成分本身含鈣量的多寡是有相當的重要性，因為鈣量假如是太多的時候，又不能吸收，就會造成結石的現象。

使用鈣質時所應注意的事項

　　要避免鈣質太高或者是造成組織的沈澱，對於身體的吸收較容易達到作用，每日服用時效果達到最好而且不會有結石的現象，10～30 ％的鈣經由小腸吸收，90 ％的鈣由糞便排出，這是服用鈣質最重要之處。

骨質疏鬆症的治療方法

　　在此病的治療上，目前是採用「三管齊下」的方法，一方面給予女性荷爾蒙以降低骨質中鈣質流失的速度，另一方

面給予鮭魚的抑鈣激素，讓血液中的鈣質可以回到骨頭中，也使骨頭因疏鬆造成的疼痛快速的緩和，但更重要的是增加鈣質的攝取。

退化性關節炎

有很多人在膝蓋骨或者關節的地方產生疼痛，往往會認為好像是骨質疏鬆症所造成的，其實絕大部分是因為罹患「退化性關節炎」所造成的，退化性關節炎是因為關節軟骨隨年齡增大而逐漸老化，原來光滑的軟骨組織逐漸磨損，產生粗糙面而形成碎片的掉落，掉落的碎片刺激關節產生發炎的現象，造成病人的疼痛，所以身體的老化是退化性關節炎的原因，一般以中年過後中老年人發生的機會較多，女性因為更年期過後體重增加，因此支持骨頭關節的負荷會增加，而中年後鈣質的大量流失，也會造成骨關節逐漸退化的現象，因此病人常常會覺得有聽到關節摩擦的聲音，以及觸摸時感到不平滑的現象，所以很多人就會有膝關節疼痛或酸痛的現象。

什麼人較容易罹患退化性關節炎？

中老年人及年輕從事粗重工作或曾經有舊傷，均會提早發生。整體而言，女性的發生率較男性高出兩倍。根據統

更年期更健康

計，65 歲以上的老年人高達 60 ％以上的發生率，而超過 75 歲則幾乎人人都有。

內科治療方法

一、非類固醇性之消炎藥

例如：普拿疼。

二、物理治療

改善肌肉彈性。

三、給予葡萄糖胺

非類固醇的抗癌藥只能暫時地減緩疼痛或發炎的現象，無法達到根本治療的效果，甚至有些患者表面上看來已經復原，實際上發炎的現象還在惡化。不但如此，還有可能引起化膿性關節炎或是造成軟骨或骨骼的加劇破壞等副作用。葡萄糖胺是關節滑液與關節軟骨組織的重要原料，同時可增加軟骨組織的粘稠彈性，提供非常好的軟墊與保護功能，並幫助關節代謝正常化。很不幸的，它會隨著年齡增加而減少，所以年長者很容易發生退化性關節炎。在歐洲方面，將葡萄胺當成一種長期服用的治療藥劑。不但可以緩解不舒服的感覺，更可以阻止症狀的惡化，促進關節機能的恢復。在美國，葡萄胺列為健康食品，其所標榜的為：預防軟骨細胞老化、預防細菌及黴菌的易感染性、預防滑囊液的瓦解及發炎、修補肌肉及韌帶的損害、預防關節、關節盤、坐骨神經

的發炎，預防椎間盤失去彈性、預防治療骨關節炎。

　　任由退化性關節炎惡化，將使關節四周增生關節肥厚造成無法自由活動，因此退化性關節炎輕度可以用吃藥、休息治療，或者是關節置換。假如是磨損太大了，關節面已經受損太厲害了，可能就要考慮使用人工關節，有下列情況的人，可能適合人工關節的置換術：

　　一、有嚴重疼痛，藥物無法控制時。

　　二、嚴重的關節變形。

　　三、身體活動受到限制，影響到日常的生活。

　　有以上情況的時候，在褪化性關節炎時，就必要做人工關節的置換術。更年期後關節會疼痛或有感覺關節的地方有聲音或者是酸痛感覺的人，應該要注意減輕關節的負擔，以避免退化性關節炎的惡化。

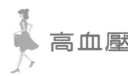

高血壓

　　人進入中年後，都會開始注意自己的身體狀況，偶爾聽到親朋好友中有人因為高血壓控制不良發生腦中風以致半身麻痺，就很擔心自己的血壓正不正常。有時抽空到醫院量血壓時，血壓卻又忽高忽低的，也不知是因為罹患了高血壓，還是因為更年期障礙造成血壓不正常。

更年期更健康

正常血壓值為何？

血壓是指人體動脈內血液的壓力，是人體為了供應身體養分，由心臟送出血液的壓力，通常分成收縮壓（最高壓）及舒張壓（最低壓）。收縮壓的高低反應心跳速率、動脈彈性及血管的容量，舒張壓則反應血流的阻力。血壓會因緊張、心跳加速而改變，有許多人看見護理人員就緊張起來，血壓當然升高；也有些人快走後馬上量血壓，血壓也是偏高，因此測量血壓前一定要休息至少 15 分鐘。

在靜坐休息後，正常血壓的上限是收縮壓 160mmHg，舒張壓 95 mmHg 間，超過此一上限，不論年齡多少，都是罹患了高血壓。

更年期婦女比較易罹患高血壓嗎？

成年人罹患高血壓比例約為 15 ％，40 歲以上的罹患率則增加至 25 ％，因此感覺上更年期以後的人比較容易罹患高血壓，事實也是如此。更年期後由於血液中女性荷爾蒙濃度降低，同時腦下垂體、腎上腺皮質素、甲狀腺……等與血壓有關的荷爾蒙分泌器官功能也降低，造成自律神經失調，加上女性荷爾蒙減少導致動脈硬化的發生，使血壓的浮動性變大，長期運動不足及肥胖更惡化了心臟血管的彈性，使高血壓的發生機率增加。

如何預防

　　高血壓按照它的成因可以分類為三類：

一、次發性高血壓

　　也就是有明顯原因造成的，例如有腎臟的病變，所以造成身體的內分泌或血管的異常所造成的，所以稱為次發性高血壓

二、原發性高血壓

　　也就是找不到原因的高血壓，可能患者有家族的病史，可能合併有糖尿或尿酸增高的現象，也可能跟環境和體質有關，稱為本態性的高血壓。

三、老年性高血壓

　　年齡增大、人體老化造成血管壁的硬化，使得血管壁失去彈性，造成血壓的增高。

　　高血壓治療的原則就是要讓血壓維持在 140 ／ 90 以下，高血壓患者危險之處就是容易併發心臟血管疾患，有下列因素的人常常會併發心臟血管的疾病，例如有抽菸，血脂異常、糖尿病、60 歲以上、男性或者停經後的女性、有心臟血管疾病家族史，容易在高血壓合併有心臟血管的疾病。

更年期更健康

高血壓的防治

一、生活方式的調整

養成良好的生活的習慣。

二、減輕體重

男生標準是（身高－80）×0.7±10％；女生是（身高－70）×0.6±10％。

三、適量的運動

最好每週有 3 次而每次超過 30 分鐘，而且心跳增加率 30％的運動，也就是「三三三」原則。

四、限制鹽分的攝取

每天的鹽量要控制在少於 6 公克以內。

五、戒菸

戒菸可以使血壓有效的降低。

六、減少喝酒

每天少於 30 c.c. 的酒精量。

七、降低膽固醇的攝取

減少飽和脂肪酸的攝取，例如動物性油脂。

八、避免過度勞累及精神的緊張

如此可以預防血壓的增高，也可以讓高血壓患者逐漸回復成正常血壓。

心肌梗塞

許先生兩年前因為心肌梗塞，急救無效而去世，許太太近幾個月也開始有胸悶、肩膀痠痛、頭暈、頭痛……等現象，有時也會有喘不過氣來的感覺，她心裡很害怕，擔心自己也會與先生一樣，但她又聽說女人比較不易發生心肌梗塞，所以心裡很矛盾，猶豫是不是要找醫師檢查一下比較好？

何謂心肌梗塞？

所謂心肌梗塞就是供應心臟肌肉養分的血管發生栓塞現象，造成心臟跳動不規率，及無法送出足夠的血量以維持身體所需，形成心臟衰竭。臨床上將心肌梗塞依其嚴重程度分成四級：第一級是左心室機能障礙，這是最輕微的症狀；第二級是輕度心臟衰竭；第三級是重度心臟衰竭；第四級是心源性休克。到了第四級，病人的存活率就變得很差了。

大部分的心肌梗塞病人，都有冠狀動脈「粥狀硬化」及動脈管腔狹窄的現象，只要有血栓進入冠狀動脈，或者血流變慢，都會形成栓塞的現象。因此不論休息、睡眠或運動時，都可能發生心肌梗塞，不過大部分發生在休息時，僅有

不到 5 %的栓塞發生在運動時。不能休息時，人體代謝減緩、血流減慢，因此梗塞較容易發生。

哪些人是高危險群？

心肌梗塞的危險群包括高血壓、肥胖症、膽固醇過高、痛風、糖尿病患者及菸嗜好者。更年期因女性荷爾蒙的分泌大量減少，相對的男性荷爾蒙增加，造成膽固醇的增加。動脈粥狀硬化快速發生，造成更年期後女性發生冠狀動脈狹窄或心肌梗塞的機會，與男性相同。

預防之道

像許太太這樣有胸悶、氣喘，又進入更年期的婦女，我們建議她仍須先作胸部 X 光檢查、心電圖或心臟超音波檢查，查看心臟血管有沒有問題，平時也多做動脈硬化的預防措施，避免多脂飲食、菸酒的使用、減少生活的壓力、並遵照醫師指示，服用適當的荷爾蒙。

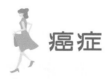

癌症

什麼是癌症？

當人體細胞不受約束的進行分裂、增殖，並向周圍的組

織浸潤、侵蝕，以致組織被破壞甚至導致個體的死亡謂之。癌症之所以可怕，在於它能透過血液或淋巴液造成擴散，因此單單對腫瘤侵犯之處行手術切除往往不夠，因為這些癌細胞會通過血液、淋巴液，對遠處的器官及淋巴結造成轉移，所以我們可以見到子宮頸癌末期的患者，會有肝功能受到破壞或嚴重的骨頭疼痛，這就是這些器官被轉移的癌細胞攻擊所致。

發生癌症的可能性，從兒童到老年都有。根據統計，20歲以下因罹患癌症而死亡者僅占全部死因的 1 ％不到，到了40 歲則是每百人就有 6 人，70 歲時每百人中有 30 人，之後則些微下降，但仍是主要死因之一，可見年齡愈大受癌症陰影籠罩的機會也愈高。

有些人更年期後就陷入「癌症恐懼」的陰影中，腳關節疼痛會想到是否罹患「骨癌」，乳房疼痛就猜是不是「乳癌」，吃不下飯就擔心得了「胃癌」，整日惶恐、東想西猜而日益消瘦。其實有警覺心是很好的，但更重要的是要能力行「防癌」措施，而絕非靠想像。

做好防癌措施

早期發現、早期治療是治療癌症的不二法門，因為早期的癌症對周圍組織的破壞小，發生遠處轉移的機會也小，因此手術切除往往可以相當有效的「治癒」癌症。到了晚期癌

症，由於癌細胞已轉移的機率增高（例如第一期子宮頸癌有骨盆淋巴腺轉移者僅有 15～20 ％，第二期則有 25～40 ％，第三期則至少有 50 ％以上的轉移機會），因此，要「談癌色變」，倒不如在更年期前就力行「防癌自我檢查」。就是目前衛生署國民健康局所提到的「三點不漏」的檢查。第一點是「子宮頸抹片檢查」。其他兩點就是定期的乳房檢查。女性開始有性行為的三年後，應該每年都接受子宮頸抹片檢查與骨盆的內診。假如有以下的情況時，強烈的建議每年至少檢查一次。例如曾患有愛滋病、感染「人類乳突狀病毒」、子宮頸細胞表面發生不良、得過性病、本身或朋友的性對象複雜的婦女每年至少檢查一次，這就是「六分鐘護一生」的抹片檢查。抹片檢查可能對子宮內膜還不是那麼容易斷定，90%子宮內膜癌的婦女容易發生異常陰道出血，通常是在性行為後出現。因此，更年期或停經後有不正常出血的婦女，應該特別注意子宮內膜癌的可能。有不正常出血時，應該尋找醫師做進一步的超音波或子宮鏡或者是子宮內膜刮搔術，來做子宮內膜的評估。對於家族史裡面有卵巢癌的人，可能也是需要早一點做卵巢癌的評估。對於 25 歲以前懷孕或者是有哺乳的婦女，可以減少發生上皮性卵巢癌的風險。事實上，發生卵巢癌的風險包括以下幾點因素：

一、未曾生產。

二、第一胎生產時超過 35 歲。

三、有家族史的婦女。

四、不孕症的婦女。

五、連續使用排卵藥超過一年以上。

因此，對於上皮細胞有家族遺傳的人，可能需要做基因突變的檢驗，對於沒有上皮卵巢癌與乳癌的人，可能就不需要做超音波或卵巢癌的篩檢；但是若有家族史的人，則應該每半年做彩色杜普勒超音波檢查與 CA-125 值來確定是不是有風險，這是對婦女三種常見的癌症篩檢。對於乳癌的篩檢，則是要在每個月於月經結束後，按時做乳房的觸摸檢查，而每半年也要接受醫師觸診檢查，以了解到底有沒有乳房的腫塊或乳癌的產生，這樣就可以力行「乳房防癌自我檢查」，就可以早期發現早期治療。

營養要均衡、飲食多變化、維生素纖維、運動保健康、清潔多澡、定期做檢查、減少油脂類、飲酒要節制、吸菸不宜多、少高溫少鹽、注意燒焦物、少發霉醃漬、勿過度曝曬。

更年期更健康

4 陰道疾病

　　女性荷爾蒙的製造隨著卵巢功能的衰退而減少，因此除了月經會逐漸停止外，陰道及會陰組織也會逐漸萎縮，因此只要是輕微的刺激，就會使陰道、會陰上皮產生外傷，加上陰道中酸鹼值及菌落的改變，一些致病性的病源很容易在這些小傷口上造成感染。

白色念珠菌感染

> 　　陳小姐，一位時髦的職業婦女，近日因發現下體分
> 泌物頗多，又有搔癢的現象，自覺可能是受到感染，罹
> 患了陰道炎所致，就到藥房買廣效性抗生素（四環素）
> 服用。服用一週後，症狀不但沒有減輕，反而變得更嚴
> 重，因此她更加勤勞的沖洗下體。不幸的是，症狀不但
> 沒有消失，整個會陰部反而紅腫了起來。她心知事態嚴
> 重，趕快到婦產科求診。

　　在內診時，我們發現陳小姐的會陰部因為受到刺激，有
紅腫脫皮的現象，在陰道的上皮也可看到白色乳酪狀的分
泌，有些分泌並已乾燥，像麵包屑沾粘在陰道壁上了。經由
直接觀察，大部分婦產科醫師即可做出「白色念珠菌（黴
菌）感染」的診斷，若加上顯微鏡觀察，發現有線狀的菌絲
更可進一步的確認診斷。

白色念珠菌從哪裡來？

　　白色念珠菌感染在白帶多的婦女中頗為常見，但並不是
從陰道中培養出此菌，就代表有黴菌感染，因為有四分之一
的正常婦女，我們可以從陰道中培養出此黴菌，不過一旦發

生營養不良、糖尿病、懷孕、服用避孕藥或使用廣效性抗生素的情況時，陰道正常的環境受到改變，就會發生黴菌感染的現象。

陳小姐因白帶增多自行到藥房買抗生素，使陰道中正常的細菌受到抑制，反而提供念珠菌生長的環境，難怪症狀在服用抗生素後反而惡化了。

白色念珠菌的治療方法

許多人罹患陰道念珠菌感染後，總覺得此病不太容易治癒，往往停用藥物好一陣子後就會再復發，因此一年到頭一直在走婦產科。其實，目前念珠菌感染的治療藥物相當有效，但由於黴菌這種菌種相當特殊，它能抵擋惡劣的環境，因此治療時，不但要除去誘發因素（抗生素、糖尿病）外，更要耐心的使用抗黴菌藥物，持續治療 1～2 週。對於復發性者，要追查是否黴菌來自腸胃系統，並加上口服抗黴菌藥才能根治。不可認為症狀減輕或消失了，就自行停用藥物。

老年性會陰陰道炎

一位 70 多歲的婦女由其孫女陪同前來求診。據孫女的描述，祖母身體一向不錯，不過近來在幫她清理內褲時，發現底褲的分泌物頗多，深恐是因為罹患子宮頸

癌，因此趕快帶她來檢查。當我要幫她內診時，這位老祖母一直不敢上檢查台，因為像她這種年齡的婦女，大概有一半以上的人沒有看過婦產科，好不容易在大家的勸說下，她才願意接受檢查，幸好檢查結果發現是老年性會陰陰道炎，並未發現有癌症滋長的情形。

陰道炎是怎麼發生的

　　女性進入更年期後，女性荷爾蒙的製造隨著卵巢功能的衰退而減少，因此除了月經會逐漸停止外，陰道及會陰組織也會逐漸萎縮，因此只要是輕微的刺激，就會使陰道、會陰上皮產生外傷，加上陰道中酸鹼值及菌落的改變，一些致病性的病源很容易在這些小傷口上造成感染。

　　一旦陰道感染發生，就會有白帶或伴隨血絲的白帶（赤帶）發生，同時會有搔癢的現象。若是用指甲去搔癢，會讓原本脆弱的會陰部皮膚發生潰爛，造成二度感染，因此整個會陰顯得又紅又腫。在內診時，我們可以看到組織極度萎縮、陰道口變得很小，陰道壁上的皺褶也消失了，整個陰道顯得相當乾燥而沒有分泌物。

老年性會陰陰道炎的治療方法

　　這種老年性會陰陰道炎的治療可說相當容易卻又相當困

更年期更健康

難，因為這些症狀是缺乏雌激素所引起的，所以只要局部給予雌激素的乳膏或陰道塞劑，都會使陰道上皮增厚，使陰道炎症狀消失；但不容易之處是，許多老人家會忘了使用藥物，無法持續使用，治療效果就會大打折扣了。

老年婦女陰道不正常的分泌，往往是婦癌的先兆，因此，要常常關心家中長輩的身體狀況，一發現異樣就要及早就醫，讓老年婦女也擁有自己的春天。

陰道滴蟲，愈抓愈癢

朱太太一向活躍，喜歡交際應酬，近來卻足不出戶，因此一些親朋好友都覺得十分奇怪，紛紛打電話詢問是否有身體不適，但朱太太都只是淡淡的回答「身體太累，想休息一下！」其實朱太太正是有「難言之隱」——陰道滴蟲感染。

廣告上「這裡癢、那裡也癢」讓她看了心有戚戚焉，所不同的是身體癢，抓一抓會很舒服，但滴蟲感染的癢，卻讓人抓不得，抓起來不但不雅觀，也有「隔靴搔癢」的感覺，因此令她坐立不安，只能待在家裡，但又苦無對策！

感染陰道滴蟲會有哪些症狀？

陰道滴蟲是一種原生蟲，這是最常形成白帶的原因之一，其罹患率大約占婦產科就醫人口的 10 ％左右。罹患滴蟲時，陰道會有大量的灰色或黃綠色、帶泡沫狀的白帶出現，陰道粘膜會有紅腫及局部的搔癢、壓痛。

在內診時，會先會聞到一股極濃的魚腥味，在陰道窟窿及子宮頸更可見到許多典型的局部性紅色粒狀區，呈現似草莓狀的特徵，此時有經驗的醫師大致都可做出正確的診斷。

不過為求更直接的證據，大部分醫師還會利用顯微鏡再做放大觀察，此時可以看到約 5～30 微米的蟲體，一端有 4 條鞭毛拍動著，身體側面也有波動膜，會規則性波動使身體轉動，此時就可確定診斷。

乒乓感染，沒完沒了

感染陰道滴蟲的方式很多，但最常見的還是經由性交感染。因此當我們診斷出陰道滴蟲感染時，許多婦女都會露出很無辜的表情，也有些甚至表示要回家與老公劃清界限。其實性交雖是最常見的感染，但公共浴室的床單、毛巾，甚至馬桶座都可能會暗藏滴蟲病原。

由於滴蟲可能存在於夫妻任何一方的生殖道、肪胱或直腸，因此若夫妻一方受到感染。另一方就要同時接受檢查或

治療，並在治癒期間避免同房，免得發生「乒乓傳染」：一方治癒後，對方仍然帶有病源，當兩人同房後，滴蟲又再次傳染給對方，成了永遠不會好的白帶。

5 尿失禁？不要再苦撐了！

　　進入更年期後，女性荷爾蒙逐漸減少，皮下脂肪隨著減少加上骨盆支持的肌肉、韌帶逐漸鬆弛萎縮，因此發生尿失禁的機率就更為增加了。

案例一

　　張太太今年 32 歲，自從第一胎生產過後，就開始
有尿失禁的現象，每當開懷大笑時，就會有一些尿滲濕
內褲，本來以為剛生產過後，膀胱功能尚未恢復所致，
產後找醫師做產後檢查，醫師也向他保證說再過三、五
個月就不會發生了，因此她就不以為意。接連著她再生
下老么，不料生產過後 2 年，情況不但沒有改善，反而
更加惡化，只要腹部稍加用力或抱孩子，就會發生漏尿
的現象，生活深感不便，因此前來求治。

　　內診時我們發現膀胱略有下垂的現象，尿動力學亦顯示
略有尿道閉鎖壓力不足的現象，由於程度不很嚴重，因此我
們給予藥物治療，以增強尿道壓力，並教導張太太做凱格爾
運動，加強提肛肌收縮及放鬆運動，以提高尿道膀胱交界位
置。經過 3 個月的努力後，張太太的尿失禁現象完全消除
了。

案例二

　　朱太太今年 54 歲，年輕時生活頗為困苦，因此生
過 5 個小孩後，也沒有時間坐月子，就為了生活終日勞
累奔波，所以在老三出生後開始有漏尿的現象，但卻沒
有時間去注意它，不幸的是，從 4 年前停經後，漏尿的

更年期更健康

情況更加嚴重，不但每天晚上要起床六、七次上廁所，連爬樓梯時腹部稍微用力也都會漏尿，極為尷尬，因此除非絕對必要，朱太太的所有社交活動一律高掛「免戰牌」，遇到必要參加的宴會，只好穿上成人紙尿褲才行，一般的衛生棉根本無法防堵滲尿。

原本朱太太以為這是坐月子不好所遺留下的後遺症，除了日後重新做好月子外，沒有辦法彌補過來，然而年紀一大把了，哪有可能「老蚌生珠」——重新坐月子，因此心裡很是沮喪，幸好鄰居一位好友罹患類似的症狀，藉著小手術把這些情況完全改善過來，她才知道，「尿失禁」並不是產後一定會有的併發症，因此連夜趕來求醫。

我們幫她做尿失禁的系列檢查後，確定以小手術的方法對她最適合，因此幫她做內視鏡膀胱頸懸吊術，術後朱太太遠離了紙尿褲的束縛，重新回到她的正常社交生活。

 ## 什麼是應力性尿失禁？

應力性尿失禁是指當腹內壓力突然增加時，膀胱內的壓力隨之增高，但尿道內的壓力並沒有代償性的增加，以致膀胱內的尿液經由尿道漏出體外。

大部分應力性尿失禁的患者，都是曾經生產過的婦女；

極少部分未生產的婦女，也可能因為膀胱括約肌受女性荷爾蒙的減少影響，造成萎縮而產生尿失禁的現象。不過絕大部分的患者，多是生產過幾次後，骨盆腔鬆弛所造成的。典型的患者會有咳嗽、跑步、跳躍或腹部用力時引起不自覺的尿液滲出。通常尿失禁大多發生在多產婦女身上，因此內診時，會發現由於會陰鬆弛而有膀胱或直腸的脫垂，但這些脫垂並不代表一定有尿失禁的現象。

孟尼試驗可測尿失禁

做應力性尿失禁檢查時，病人要先蓄有 250c.c.的尿液，仰臥後用力咳嗽，此時尿失禁的患者，會有尿液從尿道漏出，但此時若由醫師將手術施壓在陰道尿道膀胱交會處，則原本會漏尿（由於膀胱頸口支持力喪失造成）的應力性尿失禁，就不再有漏尿的現象，這即是陽性的孟尼試驗（Bonney Test），此種試驗對正確的應力性尿失禁有相當的幫助。

尿動力學檢查

以前研究尿失禁時，為了觀察膀胱底與尿道及膀胱底支撐的程度，常使用串珠鏈膀胱攝影，但由於攝影的結果誤判性太高，因此近代已改用尿動力學檢查來取代原本的 X 光串珠鏈膀胱攝影。

更年期更健康

尿動力學檢查時可發現，在正常人的身上，當腹內和膀胱內的壓力增高時，尿道內的膀胱壓力會隨著增高，因此尿液不會有外漏的現象；但在尿失禁的病人，尿道的壓力不能隨著膀胱壓力增加而增加，便會產生漏尿的現象，所以正常人的膀胱靜止壓力平均大約是 20 公分汞柱，而尿道壓力平均可達到 97 公分汞柱，而尿失禁患者的平均最高尿道內約僅 63 公分汞柱，因此當腹部用力時，就不足以防止尿失禁的發生。

再者解剖學上的檢查也發現，尿失禁的患者，在支持尿道的後恥骨尿道韌帶有受傷而鬆弛或斷裂的現象，因此由尿動力學及解剖學的觀點來看，治療尿失禁的主要原則就是恢復尿道內的壓力及其解剖學上正常的位置。

哪些情況也會尿失禁？

一、膀胱尿道炎

此種形式的尿失禁，較容易發生一種突然無法抗拒的排空膀胱慾念，因為常在抵達廁所前便發生排尿的現象，另外可能有頻尿或如廁時有疼痛的現象。這種情形須利用尿液顯微鏡檢查或尿液細菌培養才能區分。

二、膀胱無力症

此種情形大多因長期膀胱出口阻塞或薦椎神經破壞所引起的，因此尿動力學檢查，就可發現膀胱中餘尿量增加，且

膀胱收縮無力。

三、泌尿系統先天異常

　　有些人輸尿管口位置長錯了，因此可能延伸至陰道或其他地方造成小便漏出，這種情形可利用腎盂顯像攝影查知漏洞之所在。

四、共濟失調性膀胱

　　此類患者大都有膀胱的逼尿肌過度反射的現象，因此會發生無法抑制性膀胱收縮，以致病患無法憋住小便，相對的，應力性尿失禁患者，沒有逼尿肌過度反應的現象，而且膀胱容積壓力檢查也是正常的。

五、尿道憩室

　　因尿道發炎或受傷造成憩室，因此在陰道壁有小腫塊的突起，當施壓在此腫塊時會有小便漏出，不過這種憩室容易由尿道攝影而察覺，不會有應力性尿失禁相混淆。

更年期後更易出現尿失禁

　　因為女性的生殖泌尿系統都受到卵巢分泌的女性荷爾蒙所作用，因而年輕的婦女即使在生產時骨盆腔的支持結構受了傷，但藉著女性荷爾蒙的作用，使許多人的骨盆腔支撐仍維持在一定的程度，一旦進入更年期後，女性荷爾蒙逐漸減少，皮下脂肪隨著減少加上骨盆支持的肌肉、韌帶逐漸鬆弛萎縮，因此發生尿失禁的機率就更為增加了。

更年期更健康

藥物及運動療法

一、藥物療法

　　可利用麻黃素等藥物，增強尿道壓力或減少膀胱的反射性收縮。

二、凱格爾運動

　　利用肛門緊縮運動，來加強肛門提肛肌的強度，藉以提高膀胱交界的位置，改善尿道內壓，達到矯治尿失禁的現象。

 # 手術治療

一、開腹手術

　　從 1923 年孟尼醫師以恥骨上膀胱尿道懸吊術來治療尿失禁的病患，並得到良好的結果後，此種懸吊術就一直是治療尿失禁手術的主流，但以往都須先行打開層層的腹部肌肉，進入恥骨後膀胱前地區，而且由於位置的關係，手術視野較差也較易流血，因此目前除了合併其他開腹手術外，已較少使用。

二、陰道修補手術

　　因為多產尿失禁的患者，多半會有膀胱或直腸脫垂的現象，因此使用陰道修補手術，可矯正此種脫垂的現象，不過

因為單純陰道修補治療尿失禁的復發率高，因此此種手術常伴隨懸吊術來作。

三、針刺懸吊術

1959年培瑞拉醫師利用針導線經由陰道將膀胱頸及附近組織懸吊高，使尿失禁的患者得到有效的治療後，20年間幾經改良由史坦力醫師發展出現在的手術方式，利用不吸收線縫在膀胱旁組織，再打開膀胱旁之組織直到腹直肌，再將此縫線縫至腹直肌的肌腹上以使之固定並拉高膀胱頸部，最後再利用膀胱鏡查看有無傷及尿道或膀胱，再將腹部及陰道的傷口縫合便告完成。

四、腹腔鏡膀胱頸懸吊術

這是最新的手術方式，1993年由我國旅美醫師劉宗元首次提出，因為手術方法涉及困難的腹腔鏡手術技術，隨後旅美腹腔鏡醫師提出較簡單的縫合釘懸吊法，此種手術方式在熟練的腹腔鏡醫師操作下，不論傷口大小或預後都相當良好，以後在逐漸增加的腹腔鏡婦科手術中，對有尿失禁的患者，將可同時完成婦科及尿失禁手術。

手術開始，先在肚臍及下腹部，開1個1公分及3個0.5公分的傷口，置入腹腔鏡後將膀胱與陰道分離開，再將恥骨旁的結締組織去除，此時就可以很容易的分辨膀胱頸處的陰道壁與恥骨，我們再置入縫線於腹腔中，將上列兩者縫合，使垂落的膀胱頸部的位置重新恢復，最後再閉合腹膜及腹部

的傷口，就完成手術。

在目前最詳細的報告系列中顯示，手術的併發症遠比開腹手術少，且在 107 位接受手術的患者中，發現效果十分良好，不再有漏尿的現象，而且平均住院天數也僅 1.5 左右，可見腹腔鏡膀胱頸懸吊術，將會取代以往經由開腹方式的膀胱懸吊術而與針刺懸吊術成為手術性治療應力性尿失禁的主流。

TVT

經由陰道吊帶手術（Trars Vaginal Tape），這是近幾年來發展出的吊帶的懸吊手術，手術方式是經由尿道口下方的陰道部分切開 1 公分的傷口，然後再利用穿刺針將吊帶固定到腹部腹直肌上，造成尿道下方的支撐，發展至今，大部分報告發現可以達到 85 ％以上的治療效果。

TASS

這是利用套管協助下吊帶懸吊手術（Trocar Assisted Sling Suspension, TASS），這是由筆者（李奇龍醫師）發明的手術的方式，成功率高達 90 ％以上，此手術方法是利用套管（腹腔鏡穿刺管）的協助之下，將一個人工合成膜放置在尿道下方，形成尿道下方的懸吊，此種手術的優點是不但可以改善尿失禁，尿道支撐不足的問題，同時對於膀胱下垂

有支撐的作用，因此是一個相當有用及有效的手術方式。

應力性尿失禁十分常見，在國內，40 歲以上的婦女，其發生率可能高達 30 ％，而有 10 ％左右的婦女需要接受治療，以目前治療的水準來看，所有手術的時間大多只需 30～60 分鐘，而術後的合併症或傷口疼痛也都相當小。

因此，我們要呼籲：有腹部用力就會漏尿的婦女，及時找婦產科醫師做詳細的檢查，若情況相當嚴重，則利用簡單的小手術就可矯治過來，而大多數的患者只需接受藥物或運動教導就可恢復輕鬆自在的生活。

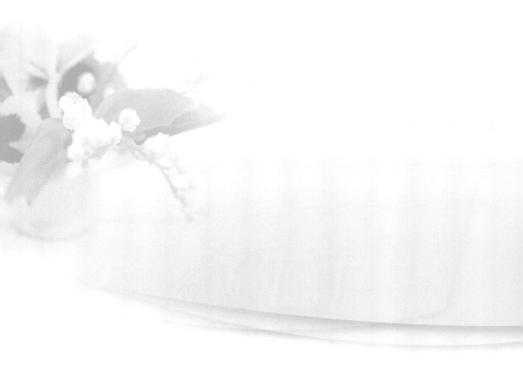

⑥ 月經問題

　　月經來潮時，大多數女性會因下腹部充血而有沈重、悶痛的感覺，有些人會有很大的情緒變化，甚至出現頭痛、嘔吐、背痛，倘若痛到了必須服用藥物才行的地步，就代表有了月經困難症。

# 經痛

月經來潮時，大多數女性會因下腹部充血而有沈重、悶痛的感覺，有些人會有很大的情緒變化，甚至出現頭痛、嘔吐、背痛，倘若痛到了必須服用藥物才行的地步，就代表有了月經困難症。

依據統計，有 60～80 ％的婦女有過生理痛的經驗，而經痛亦是造成女學生缺課、職業婦女曠職最主要的原因，可見「經痛不是病，痛起來真要命」的事實。

經痛的種類

經痛大致可分為原發性及繼發性兩種。臨床上找不出有器質上問題的，我們稱之為原發性經痛，主要是因為子宮所分泌的荷爾蒙——前列腺素——過度分泌，造成子宮肌肉的痙攣性收縮，導致缺血性的疼痛。

至於更年期較常發生的繼發性經痛，則是在臨床上可以找到器質上病症的經痛，像是由子宮內膜異位症、子宮肌瘤、子宮肌腺瘤、骨盆腔發炎⋯⋯等所引起的，因此疼痛會持續較久，也易牽扯到其他地方，例如背痛、大腿內側疼痛。再者原發性經痛通常發生在經前 1～2 天，並在月經來潮的第 1～2 天最嚴重，而後逐漸消失，因此若經痛的程度

更年期更健康

愈來愈厲害，大都表示有器質性的問題，一定要找醫師做徹底的檢查。

經痛怎麼辦？

繼發性經痛的治療之道，就是要對症下藥：有子宮肌瘤的人須做肌瘤切除術；有子宮內膜異位症的婦女，必須服用適當的藥物。

至於原發性經痛，適當的使用阿斯匹靈或前列腺素合成抑制劑，大多可有效的治療。

對於止痛藥物無效的原發性經痛，及未嚴重到需要手術矯治的繼發性經痛者，可以使用腹腔鏡做子宮薦骨神經切除術，「順便」矯正骨盆腔中的病況。使用這種新的手術方法後，80％以上的患者經痛有明顯的改善，接近 50％的人不再有經痛，因此這種新方法對那些「頑固性」的經痛，倒不失為一種新的選擇。

經血過多

張太太近來覺得老是頭昏眼花，尤其是蹲下後站起來，都會幾乎站不穩而跌坐在地。她到內科檢查僅發現有貧血現象，其他一切尚稱正常，雖然她努力服用鐵劑，但貧血現象依然沒有起色，於是醫師建議她到婦產

科做檢查。檢查時醫師詢問她的月經史，發現她的月經天數雖然在 7 天之內，但量卻相當驚人，因此懷疑她有經血過量的現象，於是要她在月經來潮時做半定量分析。結果發現她的積分超過 100 點，屬於經血過多症，而且長期失血過多，正是她貧血、頭昏眼花的原因。

　　一般正常婦女的月經以 3～7 天且不超過 1 元硬幣的血塊為正常量，倘若月經來潮時間超過 7 天，或月經來潮時量過大都可以稱為經血過多，這也是造成婦女貧血最常見的原因。這樣看起來似乎很容易判定經血是否過多，但實際上要估算卻相當困難。

　　當然，以 7 天為限，超過 7 天的婦女，我們可能會推斷她有經血過多的現象，但許多經期超過 7 天的婦女，其前 3 天的量可能都不大，也不會發生貧血現象；反而是許多經期正常的婦女，每次月經來潮的量相當驚人，但自己說經血過多，卻往往不被醫師重視，反被認為是神經質。

怎樣估算月經量？

　　目前有一種比較客觀的經血量測量表，可以利用計分法來推算經量是否過量。它是利用衛生棉被經血浸潤的範圍與是否有大於 1 元硬幣的血塊，加以評分，超過 100 分，表示月經來潮失血超過 80c.c.，有經血過多的現象。

更年期更健康

其計分方式簡單說明如下：月經來潮時，第一天使用的
衛生棉數量乘以量積分，再加上血塊發生的多寡，合併計
算。量積分的算法是當經血涵蓋衛生棉中央地帶時算 1 分，
當涵蓋範圍占衛生棉面積四分之一時（中度浸潤）算 5 分；
衛生棉完全浸潤時為 20 分。血塊則是，若小於 1 元硬幣的
算 1 分，大於 1 元硬幣者為 5 分。

張太太月經來潮 5 天，第 1 天僅少量出血，用了 6 片衛
生棉；第 2、3 天較大量，分別中度浸潤的有 9 片、完全浸
潤的有 3 片；第 4、5 天則僅有少量浸潤，用了 8 片，而僅
有第 3 天有 2 片衛生棉有大於 1 元硬幣的血塊，如此我們可
以計算如下：

$$6 \times 1 + 9 \times 5 + 3 \times 20 + 8 \times 1 + 2 \times 5 = 129$$

張太太總分 129，超過 100 分，因此屬於經血過量者，
應接受進一步檢查與治療。如此客觀的評比，就可以確切的
了解自己是不是需要接受治療。反之，也可以「輕鬆好自
在」的度過每月一次的生理期。

內科療法

魏太太深受經血過多的困擾，每次月經來潮前 1、
2 天總覺得下腹部悶痛，接著就有大量的經血，行經的
那幾天下腹部疼痛得更加厲害，有時一陣陣像臨盆疼痛

似的，最麻煩的是每次月經總要拖個 8 天、10 天的才會乾淨。魏太太深覺困擾，她也遍訪許多名醫，尋求解決方法。不過，每個醫師的解釋都不盡相同，讓她困惑不已。有醫師建議她吃避孕藥來調經，也有的建議她乾脆做子宮全切除術，令她不知是做手術好呢？還是吃藥好？不過，每個醫師的診斷都是原發性的經血過多所致。

其實以上的處理方法都是正確的。對於沒有發生器質性（也就是沒長腫瘤、息肉……等）問題所造成的經血過多，一般都採用內科療法，也就是建議患者服用含低劑量荷爾蒙的口服避孕藥，以降低體內的女性荷爾蒙。子宮內膜的成長減緩，月經量也會減少。不過對有些人來說仍舊無法改善經血過多的狀況，也有些人無法適應避孕藥。

近來有人使用具男性荷爾蒙成分的藥物「療得高」（原本用於治療子宮內膜異位症）來治療經血過多的患者，結果發現，此藥因具有壓抑內膜生長的能力，所以只要低劑量就可有效控制經期及經量，使經量降低了三分之一，而且 70 ％的患者也因而減緩了經痛的現象。因此對於不適用避孕藥的人，這種藥物倒成了替代方法。

不過，因為這種藥含有男性荷爾蒙，可能會發生粉刺、多毛症、聲音改變、噁心、皮膚發疹、情緒不穩、痙攣……等現象，因此對經血過多的婦女，應與醫師充分討論後再決

更年期更健康

定以何種方式治療，以免發生不必要的合併症。

外科療法

當內科療法仍無法奏效時，就須改採外科手術的治療方法。手術方法最好是使用腹腔鏡做子宮全切除術，但對於害怕肚皮上有幾個 1 公分傷口的婦女，也可採用子宮鏡子宮內膜刨除術，來造成停經。

經痛的治療原則如下表：

狀況	治療原則
輕微不適	簡單的運動 局部熱敷 微量止痛劑
中度不適	簡單的運動 局部熱敷 經前開始服用止痛劑
嚴重經痛	服用避孕藥，或服用前列腺素抑制劑
內科治療無效時	腹腔鏡檢查，同時做骨盆腔病變的移除，加上骨前神經切斷術，或子宮低骨神經截斷術

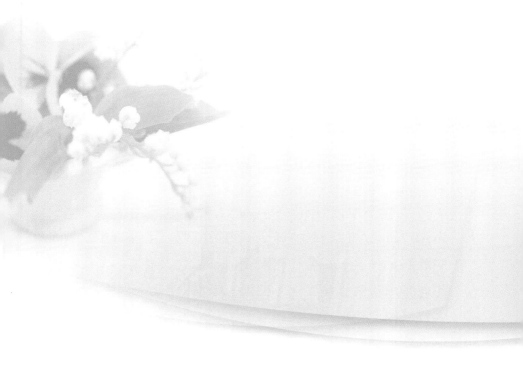

7 子　宮

　　女性到了年老時，隨著組織肌肉的鬆弛，原本已略為脫垂的子宮，便會逐漸掉出陰道口，造成行動不便，甚至子宮頸因行走時過度的摩擦導致病變。

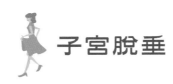 子宮脫垂

發生子宮脫垂的原因

　　發生子宮脫垂的原因，大多是因為生產時，胎兒擠過產道造成骨盆底肌腱過度伸張或裂傷所致。年輕時，因肌肉及肌膜尚具彈性，雖有子宮脫垂但並未突出陰道口。女性到了年老時，隨著組織肌肉的鬆弛，原本已略為脫垂的子宮，便會逐漸掉出陰道口，造成行動不便，甚至子宮頸因行走時過度的摩擦導致病變。

　　由於許多年老婦女怯於看婦產科醫師，當年又沒有很好的避孕及接生設備，因此罹患子宮脫垂的婦人仍極為普遍。另外未生過孩子的婦女若天生肌腱有缺陷，亦可能會有子宮脫垂的現象，但相當少見。

子宮脫垂分三級

　　子宮脫垂的程度可分成三級：子宮頸很容易從陰道摸到為一度脫垂；子宮頸脫出到陰道口為第二度；子宮頸超出陰道口則為第三度。

　　由於嚴重程度的脫垂常合併膀胱的膨出，因而造成輸尿管及膀胱交接處輸尿管的阻塞，因此有嚴重子宮脫垂的婦女

更年期更健康

一定要接受治療。

子宮脫垂的治療方法

子宮脫垂的治療方式乃是依病人的健康狀況及婚姻狀態來做考量：對於不想做子宮切除術者，目前可使用腹腔鏡，先將子宮圓韌帶懸吊起來後，再做會陰修補術（也就是將會陰部鬆脫的韌帶重新懸吊回復正常的位置）。至於已完成家庭者，可經陰道式子宮切除並做膀胱、直腸修補術，可以有高達 90 ％以上的治療效果。

目前常見的子宮脫垂病人，大都是已拖了一段時日才被「強押」來就醫的老太太，因此許多人早已不良於行一段時日了，在治療後，由於又能恢復日常活動，常令人感到彷彿又年輕了 10 歲呢！

 # 子宮內膜異位症

會出現什麼症狀？

導致繼發性經痛最常見的原因就是子宮內膜異位症。由子宮內膜異位症所引發的疼痛症狀是：下腹部悶痛或酸痛，而且經常會放射到大腿內側；月經來潮的前幾天開始感到下腹不適，月經來潮時更嚴重，甚至無法走動；有些人在非行

經時期也會有下腹沈重的感覺，或是肛門附近老是有便意感；行房時若採用正位姿勢，會覺得相當疼痛，當男性生殖器穿入陰道時，更會有針刺般的痛感，因此對行房往往都了無樂趣。

哪些人容易得子宮內膜異位症？

根據統計，子宮內膜異位症的發生與遺傳有相當的關聯，母親罹患子宮內膜異位症者，女兒得到此症的機率較一般人高出 7 ％，而母親的姊妹得到子宮內膜異位的可能也高於 2 ％。再者，月經週期較短且來潮時間較長的人，罹患的機率為一般人的兩倍；初經來潮較早、容易經痛或使用避孕器的人，罹患的機率也稍高於常人。

比較不容易得到子宮內膜異位症的人包括常運動的人與服用口服避孕藥的人，因為這兩者的女性荷爾蒙會略為降低，所以較不易發生子宮內膜異位症。

一般認為在生殖年齡的女性每 100 人中發生子宮內膜異位症約有 7 人，罹患率極高，但這個數目實際上是被低估了。臨床上，我們常會發現許多症狀明顯的人，其實只有輕微的子宮內膜異位症，但許多嚴重的患者卻絲毫沒有症狀，因此這些人往往被忽略掉，直到內膜異位瘤破裂才發現。所以凡是有經痛，且疼痛程度愈來愈厲害的人，有可能罹患子宮內膜異位症，應及早就醫以便治療。

藥物治療法及副作用

> 　　陳太太有嚴重的經痛，經醫師診斷，認為是罹患了子宮內膜異位症，並存有卵巢的子宮內膜異位瘤，因此接受腹腔鏡腫瘤切除手術。
>
> 　　由於她的情況屬於程度最嚴重的子宮內膜異位症，因此術後醫師建議她繼續接受 3～6 個月的藥物治療。當她服用 2 個月的藥物後，不但出現體重增加、臉面長粉刺的情形，聲音也變得相當低沈，陳太太想停止服用藥物，但又害怕子宮內膜異位瘤再度復發，心理很矛盾。

　　子宮內膜異位症的發生原因，目前尚未完全了解，但「經血逆流進入腹腔中，導致子宮內膜不正常植床在卵巢、子宮、腸道」是被大家廣為接受的理論。因此治療子宮內膜異位症的重點，就是要先去除已植床於腹腔中的異位內膜，其次是減少新病症的發生。目前的治療藥物包括：

一、避孕藥

　　避孕藥會抑制促使卵巢分泌女性荷爾蒙所需的刺激素，因此減少了月經量，也減少了逆流的機會，加上避孕藥中含有黃體素，可抑制異位內膜的生長，因此對於有經痛，而異位症狀輕微的人頗具療效。

二、男性荷爾蒙衍生物

可以抑制腦下垂體的分泌，造成一個高男性荷爾蒙、低女性荷爾蒙的環境，減少排卵及月經來潮的機會，「療得高」即為此類藥物，也是最有效的口服製劑，然而此種藥物含男性荷爾蒙，會造成病人體重增加、聲音變粗、多毛症、生粉刺或性慾增強等等副作用，所以有將近 10 ％的患者因而停止服藥，導致治療不甚完全。

三、性腺刺激素（腦下垂體釋放激素）協同劑

近來有許多藥廠投入研究，並有了驚人的成就，目前最熱門的是腦下垂體釋放激素的協同劑。

這是在高科技協助下，將藥劑溶於醣甘聚合物，藉著每個月 1 次的前腹壁下皮下注射，逐漸的釋出腦下垂體釋放激素的協同劑，卵巢接受不到黃體激素及濾泡生長激素的刺激，女性荷爾蒙便維持在極低的水準，因而令子宮內膜異位之病灶無法生長，進而萎縮、消失。

由於此種藥物是造成低雌激素的狀態，因此一般病患會有熱潮紅和性慾降低的現象，不過大致上症狀都相當輕微，不須停止給藥。

偶爾有些人會有胸腫脹及觸痛的現象，也有人出現「更年期症候群」，也就是有熱潮紅、情緒低落、陰道乾澀、胸部變小的副作用，不過這些副作用在停藥後就會逐漸消失。

患者經此藥治療後，有高達 80 ％的人疼痛有明顯改善，

更年期更健康

做腹腔鏡檢查比較服藥前後的情形，亦可發現子宮內膜病灶的顯著改善。

　　雖然此藥副作用較「療得高」小，但仍有些人不適合使用，諸如過敏體質者、懷孕中的孕婦、哺乳中的婦女，另外若需長時間使用（超過 6 個月），就要注意骨質流失的現象。

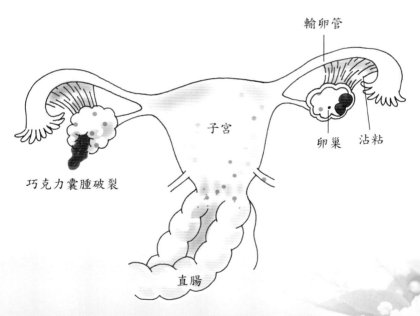

子宮內膜易位最常發生在卵巢、子宮底骨韌帶及腹膜，因此常造成粘連，以致有裡急後重的現象；最嚴重時甚至要截斷直腸行再接手術。

藥物以外的治療方法

　　對於已形成內膜異位瘤或造成不孕的女性，手術治療是絕對必須的。以往都是利用開腹手術，進行子宮內膜異位瘤的切除並粘連去除手術，然而復發率卻相當的高，文獻上的再發率由 2～47 ％，視嚴重程度而定。

　　由於腹腔鏡手術的發達，此類手術已改由腹腔鏡來完成。近來我們對於子宮內膜異位嚴重的病人，都先安排腹腔鏡檢查，一旦發現有異位的內膜，立刻經由腹腔鏡進行去除手術，如此不論是不孕症的患者或嚴重痛經的女性，都可藉由一次的檢查得到完整的治療、最低的傷害，及最好的療效。

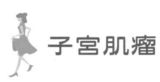 子宮肌瘤

女性最常見的良性腫瘤

　　黃太太與林太太是相交十幾年的老鄰居，情同手足，幾乎到了無話不談的地步。最近幾個月，黃太太一直苦惱於月經斷斷續續，整個月難得幾天輕鬆舒爽的日子，下腹也隱隱作痛，心情也很鬱悶不安。林太太知道黃太太害怕上婦產科，因此建議兩個人一起去婦產科檢

更年期更健康

查，順便做子宮頸抹片檢查。到了門診，黃太太接受醫師內診，發現有子宮腫大的現象，醫師建議黃太太進一步做超音波掃描，結果發現在子宮後壁有 2.5 公分的肌瘤，醫師向她解釋，這些肌瘤就是造成腹痛及經血過量的原因，並建議她動手術摘除。

事實上，子宮肌瘤是女性生殖系統中最常見的良性腫瘤。據統計，年齡超過 30 歲的婦女患有子宮肌瘤的機會高達 20 ％，也就是說平均每 5 個人就有 1 個人，只是因為大部分的子宮肌瘤患者並沒有任何症狀，也不需治療，因此沒有被發現罷了，然而像黃太太這樣有明顯症狀的，就需要治療了。根據統計，因子宮肌瘤必須接受手術治療的約占婦產科住院病人的 15～20 ％。

一般認為，造成子宮肌瘤的原因是未成熟的子宮肌肉細胞長久的痙攣，再加上過多的雌激素刺激所造成的，因此在未婚、不孕及排卵功能不良的婦女身上，常可見到子宮肌瘤，而停經後的婦女因缺乏雌激素，子宮肌瘤就會變小。

子宮肌瘤的種類

子宮肌瘤可依肌瘤發生的位置分為：間質性、粘膜下、漿膜下 3 種，每一種肌瘤所產生的症狀都不一樣。例如間質性子宮肌瘤比較會產生下腹疼痛的感覺；漿膜下肌瘤則易因

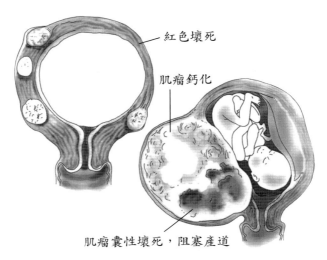

紅色壞死

肌瘤鈣化

肌瘤囊性壞死,阻塞產道

子宮肌瘤

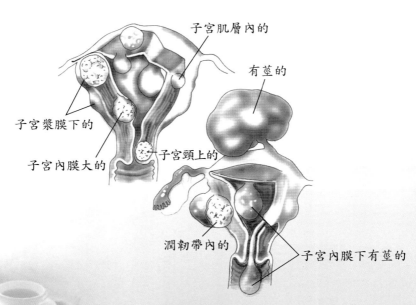

子宮肌層內的

有莖的

子宮漿膜下的

子宮內膜大的

子宮頸上的

潤韌帶內的

子宮內膜下有莖的

肌纖維瘤

更年期更健康

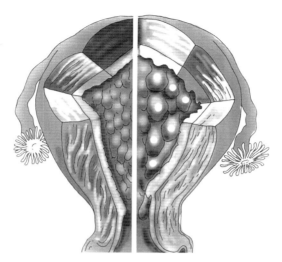

子宮內膜增生

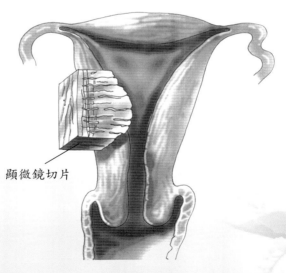

顯微鏡切片

子宮腺瘤

肉莖扭曲時產生疼痛；而位於粘膜下層會有不正常出血的現象，且粘膜下子宮肌瘤不易診斷出來，往往視為「功能不良性子宮出血」，因此在「長治久不安」的狀況，患者真感覺「別有一番滋味在心頭」。

長子宮肌瘤會有症狀嗎？

大部分長有子宮肌瘤的人並沒有任何症狀，常是醫師在例行內診時「不小心」摸到許多老大不小的肌瘤，才引起病人的注意；也有很多病人是自己摸到下腹有一腫塊而去找醫師。當然，也有一些肌瘤較喜歡「表現」，造成患者經血過多、下腹疼痛、便秘或小便頻繁的症狀。在此我們針對子宮肌瘤的症狀做一簡單說明。

一、壓迫

因為子宮位於直腸與膀胱之間，因此子宮變大或子宮肌瘤本身向前壓迫到膀胱時，就會造成頻尿現象，如向後壓迫到直腸，就造成腹脹、腰酸背痛的現象。

二、腹痛

因肌瘤成長，造成缺血及繼發性病變（例如透明性變性、萎縮性變性）引起腹痛。另外位於粘膜下及漿膜下的肌瘤，也會因扭轉而缺血壞死，產生腹痛。

三、經血過量

子宮肌瘤經常為月經不正常的原因之一，而引起經血過

更年期更健康

多的原因是肌瘤增大了子宮內膜的體積，加上子宮收縮能力降低，因此使經血量增加，也拉長了月經的天數。

需要動手術嗎？

> 楊太太今年 32 歲，近來由於經血量較多，而且月經來潮時有下腹部疼痛的現象，因此到附近的婦產科檢查。醫師內診並做超音波檢查時發現，子宮底處長有一顆 5 公分左右的肌瘤，因此楊太太趕緊到大醫院接受進一步治療。
>
> 在門診時，楊太太直截了當的提出手術的要求，因為她的一些親戚朋友曾經因為相同狀況而接受子宮全切除術，因此楊太太也要求做腹腔鏡子宮全切除手術，以祈一次手術能「刀至病除」。

臨床上，對於子宮肌瘤的處理並不是一成不變的：沒有症狀的患者只需每半年做一次檢查就可；倘若肌瘤成長快速，大小超過懷孕 12 週大或妨礙受孕時，則得予以處理。有下列情形的婦女也必須採取積極的治療。

處理子宮肌瘤的方法也依年齡、生育狀況而不同，大致分為子宮全切除術或子宮肌瘤切除術，後者著重於生育能力的保存，因此年輕女性及尚未組織家庭的人較適合使用肌瘤切除術。然而肌瘤切除後，仍有 10 ％左右的人會再復發，

須開刀的子宮肌瘤

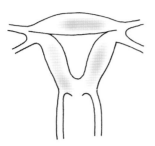

經血過多

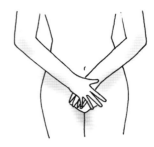

骨盆腔疼痛

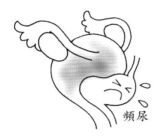

壓迫症狀

頻尿

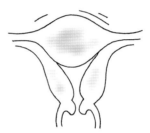

生長快速的肌瘤

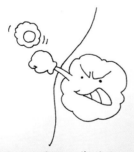

不孕症影響著床

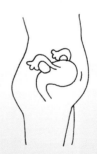

肌瘤大小超過懷孕 12 週大

更年期更健康

而這些人裡有接近 20 ％必須再接受一次子宮全切除術。

　　對於已組織家庭、年齡超過 40 歲及不想再懷孕的患者，子宮全切除術反而比較理想，可以永絕後患——不讓肌瘤有復發的機會，而且也不會再有月經了。關於子宮全切除術後文會有更詳細的說明。至於內科療法，目前尚未有定論。

　　近來腹腔鏡手術逐漸盛行，因此做子宮全切除術或子宮肌瘤切除術時，亦可與醫師商量，利用腹腔鏡來取代傳統的開腹手術，如此藉 1 個 1 公分及 3 個 0.3 公分的傷口，即可解決「心腹大患」。

　　由於楊太太已生過 3 個小孩，理論上做腹腔鏡子宮全切除術是相當可行的，但當我們詢問有關她的家庭狀況時，發

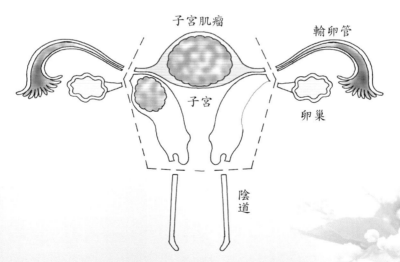

子宮肌瘤可行單純性子宮全切除術，保留卵巢、輸卵管，避免發生骨質疏鬆。

現她正獨力在撫養 3 個孩子，我們勸她只做腹腔鏡肌瘤切除術，以保留生殖能力，以免有朝一日遇到良人時有「空巢之憾」，她聽了我們的解說後欣然同意了。

子宮肌腺瘤

黃太太今年 39 歲，是 3 個孩子的媽，這兩年經痛得相當厲害，而且經血量很多，每次來潮都要十天半個月才會乾淨，近幾個月情況變本加厲，她只好到附近醫院打針止血，並接受檢查。醫師檢查發現子宮有壓痛、腫大現象，因此建議她到大醫院接受治療，我們幫她內診並做超音波檢查，結果發現一個腫大鬆軟並有觸痛的子宮，超音波影像顯示在子宮肌層有些回音較大的小區域（與有明顯界限的子宮肌瘤有所不同），黃太太顯然是罹患子宮肌腺瘤。

子宮肌腺瘤的成因

當原本生長在子宮內膜的內膜腺體及基體長錯地方，侵入到子宮的肌肉層，就形成子宮肌腺瘤。造成子宮肌腺瘤的原因目前並不很清楚，但因為子宮肌腺瘤很少發生於未懷孕的婦女，而好發在超過 30 歲、且生過多個小孩的婦女身上，

因此有人認為子宮肌腺瘤是因為懷孕時子宮膨大增生，而產後復原期時內膜植入逐漸縮小的子宮肌層所造成的，因此此病患者的子宮會慢性的腫大，而不像子宮肌瘤般有不規則的腫塊，且感覺硬梆梆的。

子宮肌腺瘤的症狀

約有一半的子宮肌腺瘤患者會有經血過多的現象，有三分之一的病人有嚴重的經痛，主要是因子宮肌層有內膜細胞侵入，造成子宮肌肉無法有效的收縮止血，甚至發生類似痙攣的現象，引發嚴重的經痛。在內診時觸摸子宮常會有疼痛的現象，也因而被誤認為子宮、卵巢發炎，而做出錯誤的治療。

有哪些治療方法？

子宮肌腺瘤的治療依其症狀而有所區別，輕度的經血過量或痛經只要服用適量的止痛藥，並做適當的運動即可減輕症狀。症狀屬於中度的患者，除了給予適量的止痛藥外，抗子宮內膜異位的藥物或低雌激素的避孕藥都可有效的減輕症狀；至於不想再懷孕並且症狀嚴重的患者，子宮全切除術是最好的解決辦法，當然開刀時一定要仔細檢查卵巢及骨盆腔有無其他子宮內膜異位的病灶，以免去除子宮後仍發生子宮內膜異位瘤。

子宮全切除術

　　有一位臉色蒼白的婦女來到我的門診，訴說她是子宮肌瘤，一年到頭沒幾天覺得舒服，月經也十分混亂，出門時總要隨身帶著衛生棉以備不時之需，真是苦不堪言。我問她說，既然已經知道長瘤，而且症狀那麼明顯，貧血情況也那麼嚴重，為什麼不做徹底的治療呢？這時她卻吞吞吐吐，繞著圈子說了半天，最後才透露是害怕成為「失去子宮的女人」。

為什麼要切除子宮呢？

　　以前的人將子宮與女人劃上等號，意思是失去子宮的女人便不能再稱為女人，因此歇斯底里症也常影射女人因子宮亂跑（Hysteriu字源於Hyster，即子宮）而引起的精神錯亂、昏厥……等情形，一時之間，子宮被誤解為女性最重要的器官，直到卵巢的分泌功能被確定，人們才明瞭子宮最大的功能僅在孕育下一代，而像不像女人則是卵巢分泌的荷爾蒙決定的。

　　除了一些先天性的性腺生成不良外（例如子宮先天性畸形或先天性無子宮頸），需要施行子宮切除術大部分是因子宮罹患腫瘤。所謂子宮全切除術，一般是指子宮頸、子宮本

體的切除手術，有時因附屬在子宮旁的卵巢、輸卵管存有病毒或是為了預防病變的發生，而一併做單側或兩側的卵巢、輸卵管切除術。

子宮頸要不要一併切除？

以前由於技術上的問題所以常把子宮頸留下，而進行子宮「次」全切除術，但所留下的子宮頸有可能形成子宮頸癌，在台灣這種子宮頸癌發生率仍居高不下的情形下，目前較少做此種子宮次全切除術了。不過當一些產後大出血或嚴重骨盆腔病變的情形，做子宮全切除術時容易傷到骨盆腔重要器官，此時就可行子宮次全切除術。不過，有些研究顯示子宮頸的保留對骨盆腔的「完整性」有幫助，所以近代醫學也有人主張若子宮頸正常，也可以子宮次完全切除，保留子宮頸。

什麼時候需要做子宮全切除術？

子宮全切除術是婦產科最常見的手術之一，根據統計，美國1992年平均有65萬人接受子宮全切除術，其中有70％是經由打開肚子來進行，另外30％則是經由陰道進行手術，可見子宮全切除術是一項婦科常見的手術，開完手術的人也不需要用「失去子宮的女人」來自哀自憐！目前腹腔鏡手術也逐漸增加，也沒有難看的大疤痕。

子宮全切除術的適應症相當廣泛，常見原因有：

一、子宮肌瘤

對於太大的肌瘤，且不想再生育者，子宮全切除術是最好的選擇。由於子宮肌瘤通常是多發性的，只做單純的肌瘤切除術並不能仔細地將深埋在肌層中的肌瘤完全切除乾淨，日後難免有「養虎為患」之憂，而需要再度動手術，因此已完成生育者以子宮切除術較好。

二、子宮內膜異位症及子宮肌腺瘤

子宮內膜異位長在子宮肌層就是子宮肌腺瘤，此時患者會有反覆性腹痛及經痛的現象，若不行子宮全切除術則腺瘤病灶處會反覆出血，而愈發疼痛。同時還要注意卵巢處有無巧克力囊腫，以免切除子宮沒多久又需做卵巢手術。

三、與子宮有關的癌症

絨毛膜癌、侵襲性葡萄胎、子宮內膜癌都須做子宮全切除術。再者子宮頸癌，須做子宮根除手術（比單純子宮全切除做更大的切除）（切除範圍包含子宮、子宮頸旁組織、骨盆腔淋巴腺、陰道及部分陰道旁組織。這些狀況都須將子宮切除，以減少癌組織的體積，根除癌細胞。

四、無法控制之子宮出血

有些荷爾蒙失調或極小的子宮肌瘤、息肉，會造成子宮不正常的出血，雖然這類的出血大部分可經由服藥治療而恢復正常，但有些人卻毫無起色，此時倘若年齡已超過35歲，

又已完成生育，子宮全切除術不失為一種選擇。

五、子宮脫垂

對於年輕婦女因生產困難或多胎致造成的子宮脫垂，可以利用腹腔鏡做子宮懸吊術；但對於年齡較大的婦女，則可經陰道做子宮全切除術，順便做陰道整形手術，既可治療下體沈重的感覺，又可治療尿失禁現象，一舉兩得。

六、產後大出血

有些產後子宮收縮不良、前置胎盤……的病人，產後常有不可預知的大量出血，此時子宮全切除術是救命的唯一辦法。

七、其他

有些骨盆腔膿腫、卵巢癌或輸卵管病變，須同時切除子宮以預防惡化的可能。

做子宮全切除術的方法

切除子宮的方法除了傳統的開腹切除及經陰道切除外，目前已可利用腹腔鏡，藉幾個小於 1 公分的傷口進行子宮全切除術。當然，手術方法還是跟醫師商量，選擇最安全的方法，至於能保持女人味的卵巢是否要一併切除，也可事先徵詢醫師的意見。說明如下：

一、傳統經腹部子宮切除術

目前仍有將近 50 %的子宮切除術都是用此種技術，它

的缺點是須在肚皮上劃開十餘公分的傷口，近來由於腹腔鏡手術的發明，使得此傳統手術受到極大的挑戰。

二、經陰道子宮切除術

目前有將近 35 ％的子宮切除經由此法，這是利用生小孩的原理，經由陰道將子宮旁的結締組織與子宮分開，再由陰道口將子宮取出。這種手術是在極窄的陰道空間中進行，很難施行在沒生過小孩或子宮沒脫垂的病患，較適合子宮脫垂或子宮不大的患者。

三、腹腔鏡子宮切除術

利用腹部幾個 0.5～1 公分的傷口，將子宮旁組織止血切開，再經陰道取出子宮，這是 1989 年才有的新手術方法。

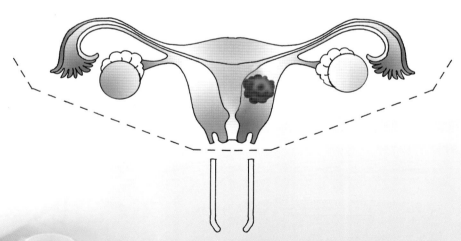

超過 45 歲的婦女進行子宮切除時宜順便做兩側卵巢輸卵管切除，可避免後患（卵巢腫瘤），且陰道並未因而縮短長度。

更年期更健康

目前李醫師的患者若行子宮切除，除陰道式子宮切除外，幾乎全採用此法。

子宮內膜癌

朱太太今年 62 歲，停經已近 10 年，近來發現有小便出血的現象，原本以為是泌尿道結石以致，因此去找泌尿科醫師檢查，但並無結石的現象，所以泌尿科醫師建議她找婦產科醫師做詳細的婦女疾病檢查。內診時我們發現血滴是由子宮頸內流出，由於朱太太原本就罹患糖尿病，又到了子宮內膜癌的好發年齡，因此我們安排她做子宮內膜切片檢查，證實罹患了分化良好的子宮內膜癌，由於是早期的子宮內膜癌，因此我們安排她做廣泛性子宮全切除（所謂廣泛性是指陰道及子宮頸旁做部分切除，單純子宮切除就不用此法），術後朱太太很快就康復了。

子宮內膜癌好發於更年期婦女

隨著國人飲食習慣的改變及平均壽命的增加，國內婦女罹患子宮內膜癌（子宮癌）有逐漸增加的趨勢。子宮內膜癌是一個典型好發於停經後婦女的疾病，罹患的婦女中有 75 ％

已經停經，15 ％尚在更年期，只有不到 10 ％仍在行經期，因此停經後婦女一旦有不正常的陰道出血，一定要特別小心是否罹患了子宮內膜癌，尤其是比較肥胖、生產次數少、罹患糖尿病、高血壓的婦女。因此高危險群的婦女若發現經血過量或停經後又有不正常陰道出血時，更需要積極的做子宮內膜切片檢查才行。

子宮內膜癌的分期

子宮內膜癌的診斷是利用子宮刮搔術，取得子宮內膜的標本後，再做病理切片檢查。這種子宮內膜切片有時只須在門診做局部麻醉即可，但若能在開刀房裡及較好的麻醉下執行，不但可以做得更徹底，也可讓醫師對骨盆腔做詳細的內診，對疾病的診斷有很大的幫助。

由於子宮內膜癌的預後、治療原則與癌細胞蔓延的程度有絕對的相關性，因此國際婦產科協會將此癌症分為四期：

第○期：原位癌，組織學上有惡性的懷疑。

第一期：癌症局限在子宮體中。

　　　　　一上：子宮腔小於 8 公分。

　　　　　一下：子宮腔大於 8 公分。

第二期：癌症已侵犯子宮體及子宮頸，但尚未至子宮外。

第三期：癌症已擴散至子宮外，但尚未至真骨盆腔外。

第四期：癌症已擴散至骨盆腔以外。

更年期更健康

子宮內膜癌的治療與預後

　　子宮內膜癌可以算是比較「仁慈」的癌症，不像卵巢癌發現時，往往都已進入較晚期了，因此預後也比卵巢癌好多了。

　　雖然文獻上子宮內膜癌治療方式的報告頗多，但仍是「公說公有理、婆說婆有理」，尚無定論，治療方法包括陰道或子宮全切除術和廣泛性子宮全切除術，同時行骨盆淋巴切除，目前許多歐美及台灣的醫師有能力採用腹腔鏡來做子宮全切除或淋巴摘除手術，後文會有更詳細的介紹。

　　至於子宮內膜癌的預後，與發現時的期數、子宮大小、腫瘤分化程度與肌層入侵的深度有關，也與淋巴結轉移及年齡、體能狀況有關。在所有第一期的病人中，有 11 ％會出現骨盆淋巴轉移的現象，而癌細胞分化愈差者，淋巴轉移的機會愈大，而且如果腫瘤侵入子宮肌層外三分之一時，更有高達 36 ％的骨盆淋巴轉移率，而克雷氏門醫師更指出，有超過 60 ％的病人同時有骨盆腔轉移與主動脈淋巴的轉移，此意味著有淋巴轉移或深層子宮肌肉入侵患者，癌細胞往往已轉移至骨盆腔以外了。

　　凱勒醫師報告指出，有 98 名第一期的病人只接受腹式子宮全切除術及兩側卵巢、輸卵管切除者，其 5 年存活率可高達 93 ％，而李維斯醫師的研究亦指出 192 名第一期的患

者，只接受手術者其 5 年的存活率已高過 86 ％，與接受手術再加上放射線治療者相當。因此最近的趨勢認為，對於第一期的病人只須作子宮全切除術，而伴有高危險群者（如淋巴轉移、子宮頸侵犯、子宮肌層深部侵入及分化不良的癌細胞），則追加術後的放射線治療。

　　子宮內膜癌往往會以陰道分泌物增加或不正常的陰道出血來表現，因此更年期後若仍有不正常的陰道出血，一定要及早就醫，其治癒率高達 90 ％以上。

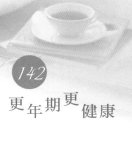

8 子宮頸

　　子宮頸破皮，在醫學上稱之為子宮頸糜爛，是子宮頸炎
變化的一種形態，表現出來的症狀通常是陰道分泌物增加，
但很少會引發性交不快或腹痛。

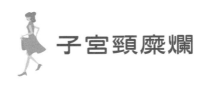

子宮頸糜爛

子宮頸也會破皮？

　　子宮常被視為女人最重要的器官，事實上，子宮本身是一個袋狀的肌肉組織，主要用來提供胚胎生長所需的空間，本身具有很少的荷爾蒙分泌作用。子宮可分為子宮體與子宮頸兩大部分，子宮頸下接陰道，上接子宮體，具有保護作用（像守門員），避免致病性細菌由陰道經子宮頸、子宮內膜、輸卵管而至腹腔中，造成腹膜炎。

　　子宮頸破皮，在醫學上稱之為子宮頸糜爛，是子宮頸炎變化的一種形態，表現出來的症狀通常是陰道分泌物增加，但很少會引發性交不快或腹痛。其實所謂「破皮」並不是真正的皮「磨」破了，而是子宮頸口的柱狀上皮（像破皮樣子）出現在原本的扁平上皮上，而原因可能是荷爾蒙濃度改變、感染或發炎引起的。

如何治療「破皮」？

　　若是荷爾蒙改變引發子宮頸糜爛並不需要做治療，只要停止荷爾蒙的服用即可，但因感染如滴蟲或念珠菌、嗜血桿菌而造成，則須對症下藥（見前章節）。對於那些久治不會

民國 89 年婦女罹患子宮頸惡性腫瘤個案統計圖表

	發生個案				死亡個案
	合計	原位癌	侵襲癌		合計
個案數（人）	6276	3556	2720	個案數（人）	971
年齡中位數	49	47	55	年齡中位數	64
粗率 （每 10 萬人口）	57.66	32.67	24.99	粗率 （每 10 萬人口）	8.92
年齡標準化率 [1] （每 10 萬人口）	49.06	27.45	21.60	年齡標準化率 [1] （每 10 萬人口）	7.64
年齡標準化率 [2] （每 10 萬人口）	53.81	30.09	23.73	年齡標準化率 [2] （每 10 萬人口）	8.72

註：1. 2.年齡標準化率 [1] 係使用 1976 年世界標準人口，年齡標準
化率 [2] 係使用 2000 年世界標準人口為標準人口。

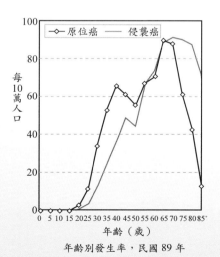

年齡別發生率，民國 89 年

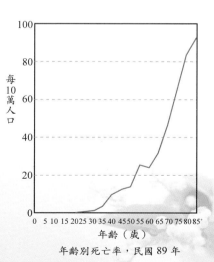

年齡別死亡率，民國 89 年

好的破皮，造成白帶涓涓不停，則須「快刀斬亂麻」，利用冷凍法或燒灼法，將殘餘在柱狀組織皺褶下的病源去除，使子宮頸外口的扁平上皮恢復原狀即可。

　　另外還要考慮是否因為治療時間不夠，造成細菌反覆感染，或是否服用避孕藥，某些避孕藥會刺激子宮頸外口的柱狀組織及分泌粘液，因此看來就像嚴重的子宮頸炎，此時只要停止服藥即可。

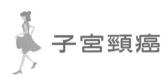
子宮頸癌

　　子宮頸癌目前仍居台灣女性癌症的第 1 名。據估計，台灣 1 千餘萬婦女中，每年約有 2 千多名罹患子宮頸癌，也就是說，每 1 萬名婦女中就有 2.4 位罹患此症，發生率相當高，但許多歐美國家卻已藉著子宮頸抹片檢查，將子宮頸癌的發生率大幅減少至 10 萬分之 10 以下。

導致子宮頸癌的原因是什麼？

　　子宮頸上皮細胞異常增生（CIN），跟子宮頸癌有相當密切的關係，CIN 成因與人類乳突病毒（HPV）有關係，尤其是人類乳突病毒 16、18、31、33，有這些病毒感染後會使細胞變性，而產生子宮頸癌的可能，因此子宮頸上皮異常增生的患者要密切追蹤抹片以及 HPV 病毒的檢查，一旦有更

更年期更健康

深入的變化，應接受治療。CIN 與子宮頸癌有相當大的關係，根據統計從 CIN 第 1 級輕微變性到中度變性約需要 6 年，中度CIN的細胞變性到嚴重子宮頸細胞變性需要 3 年，嚴重的子宮頸細胞變形到子宮頸癌約需 1 年的時間，所以從輕微的CIN子宮頸細胞變性到侵襲性的癌症大約 10 年左右，因此適時的做抹片減查，能預防子宮頸癌。

會出現任何症狀嗎？

罹患子宮頸癌最常見的症狀就是沒有症狀，尤其是早期的子宮頸癌更是沒有任何症狀，直到子宮癌症細胞變成侵入性的時候，才逐漸有症狀產生出來，在最常見的症狀裡面，是不正常的陰道出血或者是不正常的陰道分泌物，尤其是性交後的出血是常見的症狀，當然有些其他症狀，例如，白帶增加或行房時候的疼痛，可能也都是子宮頸癌的原因，應該提早就醫。

如何早期偵測？

因為早期的子宮頸癌並沒有症狀，所以最有效的方法就是靠子宮頸抹片檢查，子宮頸或是更進一步的子宮頸切片或者是陰道鏡檢查，是診斷子宮頸癌的方法。

一、子宮頸抹片檢查

醫師利用擴陰器將子宮頸曝露出來，再利用棉棒、木棒

或者是子宮頸刷棒，在子宮頸的地方採取細胞，經過染色處理，尋找有沒有不正常的細胞。

二、子宮頸切片檢查

利用子宮頸切片夾於病變的地方，做小部分子宮頸的切片，再染色後再經由顯微鏡檢查，檢查到底有沒有不正常的細胞存在，這是子宮頸癌診斷上最有利的工具。

三、陰道鏡檢查

利用光學影像放大 10~40 倍的顯微鏡檢查子宮頸，從上皮細胞的血管變化，看看是否有子宮頸細胞的變形或惡化，

四、子宮頸圓椎狀切片檢查

對於可能患有子宮頸細胞變性，尚無法確認或是無法斷定期數的，可以用子宮頸圓椎狀切片檢查，將子宮頸接近外口的地方，就是接近扁平上皮和柱狀上皮子宮頸的地方做圓椎狀切片。

利用以上的檢查都可以早期偵測出是否有子宮頸癌。

子宮頸抹片輕鬆做

許多婦女不曾接受過子宮頸抹片檢查，最主要的原因是不了解抹片檢查的重要性，但也有不少婦女誤以為抹片檢查相當於切片檢查，甚至是「大手術」，因此有許多被「逼」來接受檢查的人（被家人強押來或因恐癌症而來的），每當上檢查台時，總是一副「慷慨就義」的神情，但做完抹片

後，總會露出訝異的眼神，已做過了嗎？怎麼一點都不痛？其實子宮頸抹片檢查是不痛的。

醫師在做子宮頸抹片檢查時，會先用一根棉花棒將子宮頸多餘的分泌物輕輕拭去，再以小木棒或棉棒在陰道後穹隆及子宮頸扁平、柱狀上皮交接處採取細胞標本，採集後馬上將這些細胞抹在玻璃上，放入 95 ％的酒精中固定，再送細胞檢驗室檢查。

子宮頸癌的治療方法

陳太太今年 50 歲，近幾個月來每當與先生同房後便會有少量的陰道出血，因為已接近更年期，又誤聽左右鄰居的話，自己猜想是停經前後會有亂經的現象，因此沒多留意。不料不正常的陰道出血變本加厲，陳太太心知有異，因此到婦產科求診。醫師內診時發現她的子宮頸處明顯的潰爛，有癌症的疑慮，因此建議她做子宮頸切片檢查，病理報告證實為子宮頸癌。由於癌細胞侵襲尚屬前期，因此我們給予子宮根除手術合併骨盆淋巴腺摘除手術，術後病人恢復很快，目前每半年做一次追蹤檢查，並無復發的現象。

子宮頸癌依臨床的發現分成四期：第一期表示癌細胞仍局限在子宮頸上；第二期代表癌症已擴散到陰道或子宮兩旁

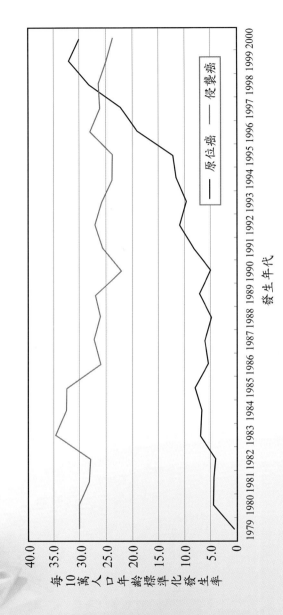

台灣地區子宮頸癌年齡標準化發生率之長期趨勢，1979～2000 年

發生年代

1979 1980 1981 1982 1983 1984 1985 1986 1987 1988 1989 1990 1991 1992 1993 1994 1995 1996 1997 1998 1999 2000

每10萬人口年齡標準化發生率

40.0
35.0
30.0
25.0
20.0
15.0
10.0
5.0
0

—— 原位癌 —— 侵襲癌

更年期更健康

的結締組織，但尚未波及骨盆腔；第三期指癌細胞已擴散到陰道下部或已到骨盆腔側壁；第四期則表示癌細胞已擴散到膀胱或直腸或已轉移遠處。

　　治療原則依臨床的分期及病人的健康狀況，決定是否施行子宮根除手術或利用放射線治療，並依術後狀況決定是否須追加化學治療及放射線治療。

子宮頸癌的治癒率

　　幸而有子宮頸抹片檢查，可「早期發現，早期治療」，使子宮頸癌的死亡率有逐漸下降的趨勢。目前第一期的患者可達 80～95 ％以上的 5 年存活率，第二期上期亦可達到 75 ％，但第四期就只剩 10 ％左右，因此早期發現對子宮頸是非常重要的。你只要每年到婦產科，請醫師在子宮頸處抹片取些微的細胞，就可有效的偵測出來。

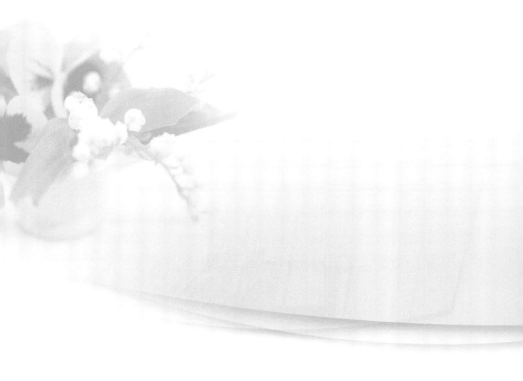

⑨ 乳　癌

　　根據統計，30 歲以後的婦女，因罹患乳癌而死亡的比例
快速上升，30 歲以上約有 10 ％，40 歲以上達 20 ％，50 歲
以上就高達 30 ％，可見更年期後正是乳癌好發的年齡，因
此 30 歲以上的婦女一定要力行乳房自我檢查。

Beautiful Life

蔡太太一向以迷人的身材自傲，以往胸部在月經來潮前偶爾會有脹痛的現象，不過在月經乾淨後就沒有任何不適的現象。近幾個月，她在例行的乳房自我檢查時發現，右側乳房有一個米粒大小的小硬塊，原本以為會自行消散掉，但 2 個月後這個米粒般的腫塊仍舊存在，她心裡很害怕是不是長了乳癌，因此前來就診。我們幫她安排了「乳房超音波檢查」，結果發現有乳癌的可能，因此再安排切片檢查，證實是早期乳癌。我們幫她轉介至乳房外科，進行手術治療，術後情況非常良好。

什麼人比較容易得乳癌？

根據統計，30 歲以後的婦女，因罹患乳癌而死亡的比例快速上升，30 歲以上約有 10 ％，40 歲以上達 20 ％，50 歲以上就高達 30 ％，可見更年期後正是乳癌好發的年齡，因此 30 歲以上的婦女一定要力行乳房自我檢查。

乳房自我檢查怎麼做？

乳房自我檢查十分簡單，而且只需每月抽出 10 分鐘進行檢查即可：

更年期更健康

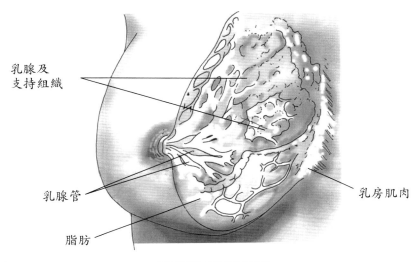

乳腺及
支持組織

乳腺管

脂肪

乳房肌肉

乳房正常解剖圖

一、選擇每月固定的時間，於入浴時進行。最好是在月經來潮的第 10 天左右。

二、對著鏡子，觀察乳房之顏色或形狀上有無差異，有無隆起或凹陷。

三、躺臥後將左臂墊在頭部下面，利用右手掌心，順著左側乳房由外向內，呈螺旋形的旋轉，輕壓乳房，仔細檢查有無壓痛或腫塊出現。

四、輕壓乳頭，檢查是否有不正常的分泌流出。

五、同樣方法，施行於另側乳房。

在自我檢查時如果發現以下狀況，就要趕快就醫檢查了，以免錯失診斷之良機：

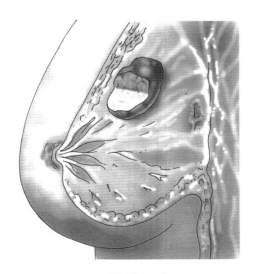

纖維腺瘤

一、乳房硬塊出現。

二、乳房疼痛。

三、乳頭有不正常的分泌物。

四、腋中、乳頭部有摸到硬塊（可能為淋巴結）

五、乳房感覺異樣：不論是發炎、腫脹……等因素造成。

預防的方法

一、有家族乳癌病史的人，可以透過改變飲食習慣、生活模式而減低乳癌的發生。

二、增加纖維素的吸收，纖維素吸收足夠可以將一些雌

更年期更健康

性素以及一些致癌物質排除體內。

　　三、減少高脂肪飲食的服用，可以降低血液中的雌激素，減少乳房的刺激。

　　四、多攝取黃豆食品，如豆腐、豆漿、Omega 6 脂肪酸。

　　飲用綠茶代替咖啡、水飲料，綠茶內含有兒茶酚可以抑制癌細胞生長。

乳房超音波檢測

　　診斷乳癌有兩項很重要的工具，一是乳房超音波檢查，另外則是乳房Ｘ光攝影，乳房超音波檢查的原理是利用探頭傳送超音波，超音波再遇到組織時產生反射，在探頭收集射後的回音形成影像，不同的組織反射會有不同，因此，分析不同組織反射不同的結果，就有助於良性、惡性的分辨，因為超音波檢查是非侵襲性的，而且沒有放射線的疑慮，因此可以方便且快速檢查，所以對於典型的病歷，例如乳癌、良性的纖維腺瘤、單純的囊膿或纖維囊膿，可以容易診斷出來。

　　超音波檢查最好是用在 35 歲以下的婦女，因為 35 歲以下的婦女乳房腺體比較密緻，所以超音波可以清楚偵測出來，反而是Ｘ光攝影時因為線體密緻，容易遺漏一些盲點，因此較Ｘ光檢查在年輕的女子更為好用，而且在檢查的時候

假如有問題，可以馬上執行導引吸針，做細胞的抽取檢查，因此可以有很好的檢查效果。

乳房 X 光攝影

利用不同的角度對乳房做一個整體的成像，因此對於懷疑的病兆，例如纖維鈣化點或不規則腫塊，有特別好的偵測效果，而且利用立體定位可用來做病理的切片。乳房攝影的好處，就是對於沒有症狀的早期乳癌，可以偵測出顯微的鈣化點，能夠早期的發現乳癌，尤其是 50 歲以上的婦女。因為乳房 X 光攝影，同時可以檢查整個乳房，不像超音波只能檢查乳房的部分，而且可以兩側互相做比較，所以 50 歲以上的婦女，最好每年做一次乳房攝影檢查。

乳癌治療的方式

對於乳癌的防治，我們的建議：每月定期自我檢查，摸到腫塊立刻就醫，婦女應在 35 歲以前，每年接受一次檢查，必要時安排超音波檢查。在 35～40 歲之間做第一次的乳房 X 光攝影，以後則以 X 光攝影與超音波做交替檢查，50 歲則以乳房 X 光攝影為主，有乳癌危險基因的人應該定期做檢查。

目前乳癌治療的方式有：

更年期更健康

一、外科手術。 二、放射線治療。三、化學治療。四、荷爾蒙治療。

詳述如下：

外科治療

一、改良型的乳房根除手術：這是目前最常用的手術方式，手術的方式包含乳房的切除以及腋下淋巴節的清除手術，不過假如有胸大肌的侵犯或者是遠處轉移的情況之下，則不適用於此種手術。

二、乳房保留手術：對於腫瘤小於 3 公分，不是位在乳頭或乳暈下，而且不是多發性病兆的第一、二期的患者，就可以適用乳房保留手術，手術包括切除腫瘤部位以及腋下淋巴的清除，術後並接受放射性的輔助治療，這個方式可適用於乳癌早期的病人，也可以保持乳房的完整性。

放射線治療

主要用於第三期、第四期的患者。部分醫師會用於手術前的輔助療法，可以避免癌症的擴散，大部分使用在第二期患者做術後的輔助療法。

化學治療

　　對於手術過後的乳癌，為了避免有顯微的轉移，可以藉由放射線治療、化學治療或荷爾蒙治療來做輔助性的治療。乳癌的化學治療的運用範圍很廣，一般使用有淋巴轉移的第一、二期的病人，或者是腫塊太大的乳癌的患者，在手術之前先接受化學治療，減少腫瘤的大小，增加手術的可行性，或者是對於有遠處轉移的病人，也可以利用化學治療來做有效的姑息治療方式。放射線治療可以搭配手術後的病人，減少局部復發的機會。荷爾蒙治療是可以利用其他的治療，對於癌細胞有動情激素或黃體激素的受體時。

荷爾蒙治療

　　荷爾蒙治療是可以利用其他的治療，對於癌細胞有動情激素或黃體激素的受體時，荷爾蒙的治療有效度更高達 80 ％以上，有效抑制乳癌細胞。

乳癌的危險因子

一、高危險群

　　致癌的機率大於 10 倍：

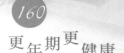

1. 乳房得過乳癌。

2. 有特殊的家族史，家族有人停經前得過兩側的乳癌。

3. 乳癌切片有不正常的細胞增生的現象。

二、次危險群

致癌的機率大於 2～4 倍。

1. 母親或者姊妹有得過乳癌。

2. 第一胎生育在 30 歲以後。

3. 沒有生育過。

4. 停經後，體質肥胖者。

5. 卵巢癌或子宮內膜癌患者。

6. 胸部曾經接受過大量放射線照射者。

三、略高危險群

致癌的機率在 1.1～1.9 倍。

1. 中量飲酒。

2. 初經在 12 歲以前。

3. 停經在 55 歲以後。

4. 荷爾蒙補充的婦女。

乳癌的治癒率

當然乳癌若能早期發現早期治療，其治癒率是相當高的，第一期乳癌治療後其 10 年的存活率可高達 90 ％，第二

期為 60 ％，第三期 30 ％，因此，「搶得先機」是治療癌症
的不二法門。

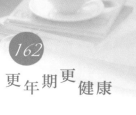

更年期更健康

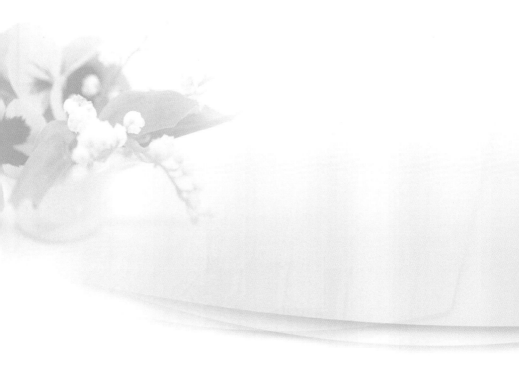

⑩ 卵　巢

　　大部分卵巢瘤的發現都是無意的，除非腫瘤很大，造成了壓迫性的症狀（像是神經痛、頻尿、大便解不乾淨），或發生急性症狀（例如扭轉、出血、破裂）外，否則是不易被察覺的。

　　有一位氣極敗壞的婦女到我的門診埋怨說，上個月才剛在某健診中心做過體檢，結果一切正常，哪知前些

日子因下腹略為不適，前往某婦產科檢查，竟發現有卵囊腫瘤，到底是健診中心健康檢查做得馬馬虎虎，還是婦產科誤診呢？我初步幫她內診，發現右側卵巢的確感覺得到相當軟的腫瘤，若不是很仔細的觸診實在很難摸到，為了確定診斷，我替她安排陰道超音波檢查，確定有一個 8 公分左右的水瘤存在，且外觀頗為「惡形惡狀」，因此幫她安排手術治療。

卵巢長瘤不易發現

事實上，大部分卵巢瘤的發現都是無意的，除非腫瘤很大，造成了壓迫性的症狀（像是神經痛、頻尿、大便解不乾淨），或發生急性症狀（例如扭轉、出血、破裂）外，否則是不易被察覺的。

這也是為什麼卵巢癌在女性生殖器官腫瘤中的發生率雖不是第一，但卻惡名昭彰，因為它通常在晚期才被發現，所以療效最差，死亡率最高。

再者，由於許多卵巢腫瘤內含液體，因此觸診起來相當柔軟，沒有相當經驗的婦產科醫師是無法摸出來的，幸好近代超音波的發明，使得卵巢腫瘤在超音波下無法遁形。

更年期更健康

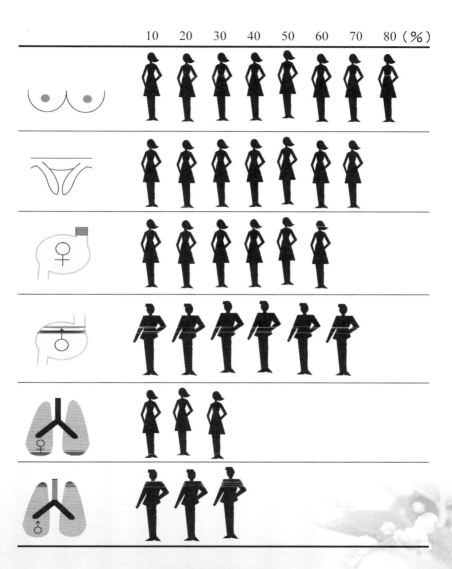

各種癌症 5 年存活率

良性、惡性，怎麼判斷？

一些卵巢腫瘤依病理可以分為良性與惡性。一般而言，倘若卵巢腫瘤的超音波圖顯示構造單純、沒中膈、內含物均勻、無內突物且沒有腹水，則良性的機會很大。相反的，若腫瘤構造複雜而實心、具厚的中膈，有不規則突出物或有腹水的產生，那麼惡性的機率較高。

依此種方法來判定腫瘤的良性或惡性，一般良性之正確率可達 90 ％，但惡性的準確率可能只達 70 ％，因此為了避免這些誤差的發生，醫界近來引進了經陰道的超音波，這種超音波是經由陰道檢查婦女骨盆腔內的腫瘤，因為更接近腫瘤本身，因此解像力及準確率都較腹部超音波提高許多。

當然，90 ％的腹部超音波診斷率與 95 ％的陰道超音波診斷率之間的誤差或許不大，但醫界仍努力去除任何的誤差，因此近來又有彩色都卜勒超音波，藉著腫瘤中血管阻力之比值，來預測是腫瘤的良性與否（惡性腫瘤中的血液供應量較大，血管阻力較小）。

如此一來，除了原有腫瘤靜態的判讀外，增加此種「動態」的判讀，對良性與惡性的判定相當有價值，因此有人稱超音波為婦產科醫師的「第三隻眼」！

更年期更健康

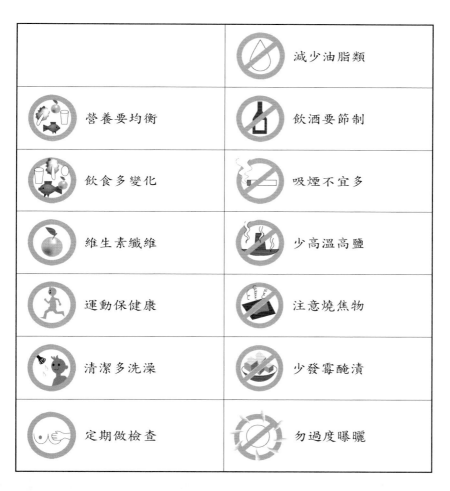

			減少油脂類
	營養要均衡		飲酒要節制
	飲食多變化		吸煙不宜多
	維生素纖維		少高溫高鹽
	運動保健康		注意燒焦物
	清潔多洗澡		少發霉醃漬
	定期做檢查		勿過度曝曬

癌症 13 點要訣

民國 89 年婦女罹患卵巢、輸卵管及寬韌帶惡性腫瘤
發生個案統計圖表

	發生個案
	女性
個案數（人）	733
年齡中位數	49
粗率 （每 10 萬人口）	6.73
年齡標準化率[1] （每 10 萬人口）	5.88
年齡標準化率[2] （每 10 萬人口）	6.39

	死亡個案
	女性
個案數（人）	317
年齡中位數	60
粗率 （每 10 萬人口）	2.91
年齡標準化率[1] （每 10 萬人口）	2.51
年齡標準化率[2] （每 10 萬人口）	2.81

註：1.2.年齡標準化率[1]係使用 1976 年世界標準人口為標準人口；
　　年齡標準化率[2]係使用 2000 年世界標準人口為標準人口。

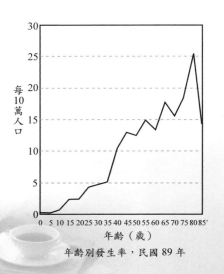

年齡別發生率，民國 89 年

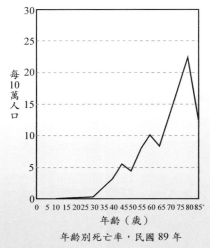

年齡別死亡率，民國 89 年

更年期更健康

良性卵巢腫瘤

治療方法

　　張太太今年 40 歲，身體一向不錯，很少看醫生，不料近幾個月的月經都沒來，原本以為已進入更年期，所以月經停了，但聽朋友描述停經，大多是月經週期逐漸加長，經血逐漸減少，終至停經，而不是像她說停就停，因此對自己是否進入停經期頗為懷疑，加上近日感到下腹部略有脹痛，因此趕快前往婦產科求醫。醫師做骨盆檢查時發現左側卵巢較為腫大，因此安排超音波檢查，發現一顆 5 公分左右的腫瘤。根據超音波影像的診視，此腫瘤內容物較均勻且呈水樣，應屬良性腫瘤，醫師要她追蹤 3 個月，若沒有消失才進行手術治療，幸運的是，張太太的腫瘤 2 個月後就自然消失，月經也恢復正常。

　　卵巢是一個相當活躍的器官，在女性行經之年，每個月大都會有一個卵子形成，成熟的卵子藏匿在 2～3 公分大小不定的濾泡中，濾泡隨著排卵而消失，不過有些濾泡不會立即消失，反而逐漸變大，形成濾泡囊腫。有些囊腫會造成月

經週期的混亂，有些會造成下腹不適及種種的壓迫性症狀。幸好這些良性的濾泡囊腫多數會自行吸收而消失，但倘若經過三個月的追蹤治療，仍然沒有消失，甚至腫瘤變得更大，還是需要予以治療。

對於像張太太這樣的良性腫瘤，若經過三個月的追蹤仍不見消退的話，外科治療就是必要的。近來由於陰道超音波的發達，我們可以在超音波的導引下，利用穿刺針將腫瘤的內含物吸出並做診斷，免除皮肉之痛；也可利用腹腔鏡手術法，將腫瘤切除；當然，若懷疑是惡性腫瘤時，傳統的開腹手術則是最佳的選擇。

需要切除卵巢嗎？

同樣是卵巢腫瘤手術，為什麼有時候會將卵巢全部移除，有時卻只做部分摘除呢？其實最主要的考量是腫瘤的良（惡）性、復發性及婦女的生育、荷爾蒙的需要性。

對於年輕正值生殖年齡的婦女而言，卵巢功能的保留非常重要。一般而言，即使腫瘤很大，正常的卵巢可能殘留不多，醫師仍會儘量保存卵巢組織，因為六分之一個卵巢就足以分泌足量的女性荷爾蒙，因應身體的需求。

但有些腫瘤，諸如畸胎瘤有 1 ％的惡性機會，此時卵巢全切除倒成了最好的處理方式了。

腫瘤的復發性也需要注意。良性腫瘤通常沒有復發性，

但子宮內膜異位症所造成的卵巢子宮內膜異位，很容易再度植入內膜或胚胎組織再生，造成復發的現象，因此對此類「病理良性、臨床惡性」的腫瘤，手術時要考量病人的年齡及生育狀態，以儘可能去除甚至卵巢全切除為原則。

卵巢是負責「產卵」的地方，沒有卵巢就失去排卵受孕的能力，因此，對於未生育或年輕的婦女，須做卵巢手術時宜事先與醫師詳細討論，術中要完全相信醫師的判斷，如此就可得到最適切的治療，也可以知道術後要不要補充荷爾蒙了。

卵巢癌

林太太今年 54 歲，雖然已經停經，但卻沒有感覺到所謂的「更年期症候群」——熱潮紅、心悸、盜汗……等現象，只是偶爾感覺到胃腸不適，不料近日腹脹情形嚴重，讓她非常難過，因此到腸胃科接受檢查，胃鏡檢查結果是正常的，但症狀還是沒有減輕，因此接受腸胃科醫師的建議，到婦產科檢查。

內診時我們觸摸到卵巢有腫大的現象，超音波檢查顯示有一實體性的卵巢腫瘤，並在子宮後穹隆有腹水的現象，因此我們診斷林太太可能罹患卵巢惡性腫瘤，須接受進一步檢查。利用彩色都卜勒超音波及檢驗血液中

腫瘤標誌，都顯示出是卵巢癌，因此安排林太太接受手術治療。由於已經進入卵巢癌第三期，術後林太太再進一步接受化療。

什麼人容易罹患卵巢癌？

卵巢癌約占所有婦女癌症的 5％，但死亡率卻占婦女癌症的四分之一，可見其惡性度很高。在歐美國家這是一個相當罕見的惡性腫瘤，最常發生在 50 歲以上的婦女，其發生率為每 10 萬人就有 15～50 人不等，可能與遺傳、種族、生活飲食習慣有關。

一般而言，未婚者或已婚但未生育者有較高的危險性，而懷孕次數多及服用口服避孕藥，都可以使發生機率往下降，這可能與抑制卵巢的活動有關。

卵巢癌能夠早期發現嗎？

卵巢癌的發生率雖占婦女癌症死亡原因的第四位，但由於卵巢癌不像其他癌症一樣容易偵測，因此往往到了末期才被發現，據統計，卵巢癌病例被發現時有高達 70％都是晚期，當然治療效果就大打折扣，如何早期發現卵巢癌是目前婦產科研究的重點之一。

由於卵巢癌除非超過 15 公分，病人本身是很難自覺摸

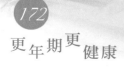

到的，加上大部分的卵巢癌並不會造成內分泌的改變，其她婦癌（例如子宮頸癌、子宮體癌）常出現的不正常月經及出血的現象在卵巢癌也很少見，因此早期發現最好的方法是利用到婦產科做定期抹片檢查的同時，請醫師順便內診，看看卵巢有無腫大的現象。

卵巢癌的治療方法

一般而言，停經婦女只要有觸摸得到的卵巢腫瘤，就需要做進一步的檢查。一般生殖年齡的婦女凡有超過 5 公分的腫瘤，或 5 公分以下的腫瘤，但持續 3 個月未消退的話，都需要治療。

近來使用超音波判定診斷卵巢癌的良性與惡性有相當的準確性，因此倘若超音波檢查有惡性的懷疑時，更不能拖延治療的時間。

大部分惡性腫瘤由於容易在腹腔內蔓延或侵襲周遭器官，所以不僅要兩側卵巢切除，甚至要做子宮及大網膜、淋巴腺的摘除，以免術後的轉移。當然，大部分的卵巢瘤，可能還須追加化學治療，以控制病情。

做子宮切除術，是否要一併切除卵巢？

朱太太今年 42 歲，由於月經量很大因此到婦產科求診，發現有 6 公分大的子宮肌瘤，並因長期失血出現貧血，醫師建議她把子宮一起摘除。當她與同伴談論此事時，有人建議她何不一併把卵巢切掉，以免以後又發生問題；但也有人反對，認為摘除卵巢會失去女人味，更有人勸她再忍耐，不要切除子宮，以免影響以後夫妻的性生活。

要不要把卵巢「順便」摘除，最主要的考量為女性荷爾蒙、是否仍要生育、婦女就醫合作意願，及是否為高危險群。年輕婦女在施行子宮全切除術時，應該保留卵巢，以便有正常的荷爾蒙供應，以後若仍想生育時，也可取出自己的卵子，再尋求「代孕母親」即可。已停經婦女的卵巢荷爾蒙分泌能力已消失，但卻有發生癌症的可能，因此一定要將卵巢一併切除。

對於超過 50 歲的更年期婦女，由於卵巢的功能已逐漸消失，因此應於術前與患者充分討論，並告知卵巢癌之可能性後，再決定是否於手術時一併摘除。至於有家族性卵巢癌

病史的婦女，我們認為不必堅持至停經才摘除卵巢，只要完成生育後，就可在腹部手術時將之摘除，甚至可考慮利用目前腹腔鏡的低侵襲性特點，趁早將之摘除。

11 腹腔鏡手術

　　腹腔鏡手術是利用二氧化碳氣體將腹部膨脹，讓醫師有操作空間，再將腹腔鏡經由肚臍下緣放入，接著視情況在內腹部劃開 2～3 個 0.5 公分的傷口，放入套管，藉此放入腹腔鏡專用器械，不論燒、切、縫合，都可經此進行。

由於光學、熱力學及腹腔鏡手術儀器的進步，「以管窺天、以鏡補天」不再是遙不可及的事，1個10公分甚至20公分以上的卵巢腫瘤，可經由數個1公分不到的傷口予以切除，在幾年前或許沒有人會相信，但現在這些手術變得輕而易舉，也為婦產科手術帶來震撼性的革命。

腹腔鏡的使用可追溯自二十世紀初，凱林先生首先將內視鏡放入大狗的腹腔中開始，隨後由於受到光源的限制未有進展；1947年，霍金氏光纖維的發明，腹腔鏡才有突破性的進展；1974年，德國腹腔鏡大師山姆醫師發表利用腹腔鏡做輸卵管、子宮肌瘤、卵巢、卵巢囊腫切除術後，開始受到極大的重視。近年來，美國一些醫學中心相繼發展出利用腹腔鏡切除子宮，甚至做婦癌手術，腹腔鏡手術逐漸取代了傳統開腹手術，成為婦科手術的主流。

何謂腹腔鏡手術？

腹腔鏡手術是利用二氧化碳氣體將腹部膨脹，讓醫師有操作空間，再將腹腔鏡經由肚臍下緣放入，接著視情況在內腹部劃開2～3個0.5公分的傷口，放入套管，藉此放入腹腔鏡專用器械，不論燒、切、縫合，都可經此進行。

腹腔鏡手術使用高效率充氣、灌水及抽吸系統，加上可使助手明瞭手術進行程度的高解像力影像系統，及可供切、

燒、夾、縫的器械，促成了近代婦科手術革命性的變化。高效率的充氣、抽吸系統，可使手術維持在一個良好的視野中，避免傷害到腸子，或因視線不良損及血管、輸尿管；良好的灌水系統不僅使視野清晰，並兼具「水刀」功用，成為醫師伸入腹腔鏡內的「第三隻手」；高解像力影像系統能使手術彷如置身「電影院」中，使主刀者、助手、麻醉醫師輕鬆完成困難的手術。

腹腔鏡手術後可能的不適症狀

陳太太因罹患卵巢瘤而接受腹腔鏡卵巢瘤切除術，術後隔天傷口只有輕微疼痛，所以她就輕鬆愉快的下床活動，拜訪「左鄰右舍」，感受一下新科技的成果。不料傍晚時卻感覺到肩膀及後頸部有些酸痛，吃止痛藥也沒有太大的作用。陳太太心想，醫師不是鼓勵病人早些下床活動嗎，怎麼運動後反而感到不適呢？

由於腹腔鏡手術是在放大 20 倍的情況下操作，因此手術相當精細，止血效果也非常好，再加上儘量避免使用縫合線，也減少了發炎性的異物反應。綜觀下，腹腔鏡手術的術後不適，比起傳統開腹手術有如小巫見大巫，但因為腹腔鏡手術須用二氧化碳將腹部充氣後操作，所以多少也會造成些微不適，最常見的不適情況如下：

一、傷口疼痛

由於腹腔鏡手術會有 2～3 個 1 公分不到的傷口，因此疼痛都相當輕微。根據統計，0.7 公分以下的傷口，疼痛都很輕微而且很少持續 3 天以上。一般止痛藥對此種疼痛都很有效。

二、廣泛性腹痛

通常是腹膜因灌氣拉扯刺激造成的，再加上所灌入的二氧化碳極易與水作用形成碳酸，加重了對腹膜的刺激。給予輕量止痛藥可以紓解此種疼痛。

三、肩膀、後頸酸痛

這是因為殘留的二氧化碳氣體刺激橫膈神經造成的放射性痛，通常可使用止痛鬆弛劑，但對於較嚴重的肩部酸痛，則可將病人的臀部墊高仰臥或趴睡，以緩和症狀。

四、喉嚨痛

這是因為採全身麻醉時，使用氣管內插管，造成喉頭部位的壓迫，產生喉嚨痛。通常在麻醉後 24～30 小時後才出現，而且在 48 小時後逐漸消失，因此大都不需特別治療。

五、全身肌肉疼痛

常發生在術後 12 小時左右。這是因為麻醉時使用肌肉鬆弛劑造成術後肌肉運動仍不協調所致，通常在 48 小時內會自動復原，並不須特別治療。

腹腔鏡手術後的調養

腹腔鏡手術除了極小的傷口及在放大 20 倍下操作手術外，在腹腔內的手術範圍和傳統開腹手術是一樣的，因此絕不可因肚皮傷口小，疼痛少，而輕忽了術後的調養。

一、傷口護理

由於腹腔鏡手術的病人住院天數很短，因此返家後要自行保持傷口清潔、乾燥，等小傷口癒合後（約 10 天）方可淋浴或弄濕。最重要的是，每天要注意傷口有無紅、腫、熱、痛，以防止感染發炎。

二、生活起居

維持舒適的生活並做微量的運動，有助於身體的康復。施行腹腔鏡子宮全切除術的人，返家後可適度走動，但 8 週內避免提超過 5 公斤的物品，並依個人體力與體質逐漸增加運動量。手術後初期（2 週內）避免騎馬、騎腳踏車、久坐及開車，以免骨盆腔充血，造成不適。

三、營養攝取

多攝取水分、高蛋白質食物（魚、牛奶、瘦肉），禁食刺激性食物，如辣椒、菸、酒、咖啡，以加速傷口癒合。由於手術後腹腔中易有殘留氣體以致腹脹，因此應避免食用產氣的食物，諸如地瓜、豆類、洋蔥……等，宜增加蔬菜水果

的攝取。

四、性生活

　　一般腹腔鏡手術者兩週後即可恢復正常性生活。施行腹腔鏡子宮全切除術者宜在 8 週後，深層之骨盆腔組織復原後才恢復性生活。但須注意的是，手術後的婦女往往會擔心傷口是否會裂開，及丈夫的感受，因此前戲的時間要增長，並採用較溫和之動作，最重要的是另一半要多給予配偶精神上的支持。

　　腹腔鏡手術的優點在於它的操作不須破壞原本的正常組織。以切除子宮外孕來說，只須藉由 1 個 1 公分，2 個 0.5 公分的傷口就可進行，若由技術純熟的腹腔鏡醫師來操作，原本須住院 5 天，手術 2 小時及有 10 公分的傷口，變成當天便可返家的小手術，手術時間也不需一個小時，因此傷口「小」了很多，傷痛也「輕」了很多，住院天數也「短」了許多，個人、家庭及社會生產力的支出已「薄」了許多，完全符合現代社會輕、薄、短、小的要求。但卻不可因此而小看了手術的複雜性。術後應依醫師的指示，做最適量的調養，方能恢復健康。

什麼人不適合做腹腔鏡手術？

　　並不是每個病人都適合做腹腔鏡手術，例如腸阻塞病

人，使用腹腔鏡容易傷及腸子；有腹膜炎或大量腹腔出血的人，使用腹腔鏡會造成更嚴重的感染，或危及生命。其他一些外科疾患，例如腹部疝氣、橫隔膜疝氣或嚴重的心肺循環不良者，也應避免使用，以免傷及其他器官。

腹腔鏡手術會有併發症嗎？

腹腔鏡是一項很安全的手術，但為什麼還是會有併發症產生呢？因為有些實在無法避免原本的子宮內膜異位症扭曲正常的解剖位置，或有些病變使正常組織與腫瘤無法區分，甚至有時為了切除腫瘤必須切開正常的組織，但大部分是可以避免的，因此必須謹慎選擇醫師。在手術前，病人可以先詢求第二位醫師的意見，以避免發生診斷錯誤的情形，並建立自己的信心。另外還可以詢問負責操刀的醫師經驗如何？倘若是新技術，則可以詢問醫師該項手術是不是已列入常規手術中，或仍在「試驗」階段？並詢問手術可能產生合併症的機率及其嚴重性，倘若醫師能給您一個肯定且充滿信心的答覆，那麼病人大可安心選擇腹腔鏡手術方法，否則，幾個小孔就能完成的手術，卻費大勁開了十餘公分的傷口，到頭來預後也比較差，就不值得了。（附件：長庚醫院婦產科腹腔鏡手術說明）

婦產科腹腔鏡手術說明

一、患者已了解腹腔鏡（子宮切除、輸卵管切除、卵巢切除）手術之必要性。

二、腹腔鏡手術的優點：手術傷口很小、術後疼痛減少、住院天數較短，恢復正常生活的時間較早。

三、腹腔鏡手術的缺點：手術所需的設備及醫療人員的訓練比傳統手術繁複，某些手術的時間會較長，腹腔鏡手術中以二氧化碳氣體製造之人工氣腹可能造成術後24～36小時的肩膀酸痛，腹腔鏡手術所需的特殊器械目前健保局尚不給付，而要自費購買。

四、任何手術及麻醉都有潛在的危險，在腹腔鏡手術中可能發生以下之危險及併發症，因而延長住院時間，甚至可能必須進行後續的第二次手術：

　1. 大血管損傷而造成大出血（0.1％）

　2. 膀胱損害（1.8％）

　3. 尿道損害（0.3％）

　4. 腸子損害（0.4％）

　5. 延遲性之廔管形成（0.04％）

更年期更健康

6. 肺部栓塞（0.2％）

7. 骨盆腔血腫（0.5％）

8. 陰道切口縫合處之蜂窩組織炎（0.7％）

9. 泌尿道感染（0.4％）

10. 呼吸道感染（0.3％）

11. 傷口感染（0.1％）

12. 輸血（1.4％）

13. 其他併發症（0.1％）

五、下列情況可能須改成傳統開腹式手術：

1. 有 1.6％的機會因為粘連、肥胖、子宮體過大、子宮內膜異位症侵入腸壁或手術中出血太多，必須改變手術方式為傳統開腹手術。

2. 上述手術中之併發症可能必須以傳統開腹手術補救之，甚至可能因為腸道修補而進行人工肛門造口術。不論是腹腔鏡手術或傳統式手術，少數病人可能因疾病本身或手術之併發症，而必須住進加護病房。醫學文獻曾報導極少數病人可能因手術之併發症而致命。

六、如果本人經詳細考慮，不願意手術以腹腔鏡進行，可以改成傳統之開腹式手術進行同樣內容之手術。

子宮鏡手術說明

一、患者已了解子宮鏡或膀胱鏡手術之必要性。

二、子宮鏡手術乃是經陰道及子宮頸或尿道在電視螢光幕全程監測進行之內視鏡手術，術後腹部無傷口，故疼痛較少，原則上不需住院或僅需住院 1～3 天，而術後一至數天即可恢復正常生活。

三、子宮鏡、膀胱鏡手術的特殊事項，手術所需的設備及醫療人員的訓練較複雜；某些手術（如大於 5 公分的子宮粘膜下肌瘤切除，重度子宮腔沾粘剝離手術）時間會較長，子宮鏡手術以液體來擴張子宮腔會造成術後數天之血水樣陰道分泌物；膀胱鏡手術後可能得短期內放置導尿管及膀胱訓練，部分手術所需之特殊器械及手術項目目前健保不給付，需要自費。

四、任何手術及麻醉都有潛在的危險，在子宮鏡、膀胱鏡手術中可能發生以下之危險或併發症，因而延長住院時間或必須住院觀察，甚至可能必須進行後續的第二次手術：子宮破裂（1～10 ％）；水中毒及電解質不平衡（1～4 ％）；手術中及手術後大出血（0.2～3 ％）；手

更年期更健康

術後骨盆腔發炎（0.7～3 ％）；子宮腔血腫（1～2 ％），膀胱炎、膀胱破裂傷及輸尿管。以下是極罕見之病歷報告（故無實際之發生率統計數字），1.做完子宮鏡手術後懷孕，造成植入性胎盤及子宮破裂；2.因子宮破裂後造成腸道泌尿道損傷。

五、緊急措施：

1. 因水中毒引起的肺水腫、腦水腫，必須住進加護病房。

2. 子宮破裂或是與手術有關的大出血，可能必須以傳統開腹手術或腹腔手術補救之，甚至可能須將子宮切除。腸道損傷可能會因修補腸道而必須進行腸道造口術。

   醫學文獻曾報導極少數病人可能因手術併發症而致命。

3. 膀胱破裂或傷及輸尿管可能得改為腹部手術，或放置導尿管一段時間。

診斷性子宮鏡檢查說明

一、病患已了解子宮鏡檢查之必要性。

二、診斷性子宮鏡的優點：具利用極細的內視鏡經陰道進入子宮腔內進行檢查。不需麻醉，受檢者與醫師一同看螢光幕，檢查結果一目了然，並且可同時與醫師討論病情，是一項快速、無痛、微侵襲性檢查。

三、診斷性子宮鏡的併發症：

1. 子宮疼痛：少數病患因子宮頸狹窄需要擴張，而引起疼痛不適。極少數病患的疼痛可能很劇烈，甚至引起迷走神經反射，而出現頭暈、心悸、噁心的症狀。

2. 出血：少數病患術後有輕微出血，極少數病患的出血可能會持續超過三天。

3. 腹痛：有少數病患可能因為子宮腔擴張液經輸卵管逆流進入腹腔內而有短暫且輕微之腹部不適。

4. 骨盆腔炎症：少數原有子宮腔發炎或陰道發炎之病患，因子宮腔擴張液的逆流而將病菌帶入骨盆腔中，引起骨盆腔炎。

5. 子宮穿孔：可能出現在曾進行子宮手術或子宮腔重度

沾粘的病患，但發生率極低。

6. 水中毒電解質不平衡。

四、注意事項：

1. 因為此項檢查未施任何麻醉，病患保持清醒，故檢查中如有任何不適請馬上向檢查醫師反應。

2. 3～5 ％受檢病患會因為上述任何不適而中斷此次檢查，必須另行安排時間在麻醉之下檢查。

3. 前述併發症之治療以保守療法即可快速恢復，若有進一步病情之變化，應立即至門診治療，或可能須短期住院。

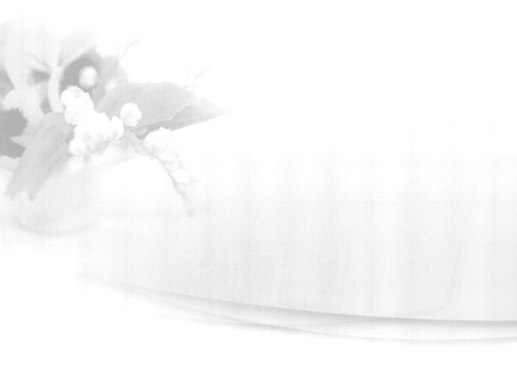

12 腹腔鏡在婦產科
手術上的應用

　　子宮切除術是婦產科最常見的手術之一。在美國，一年約有六十五萬人接受子宮全切除術，而接受子宮全切除術最常見的原因包括子宮肌瘤、子宮肌腺瘤、經血過多、嚴重下腹疼痛、子宮脫垂……等，此種手術大部分（75％）都經由開腹來完成，少部分（25％）經由陰道來完成。

腹腔鏡子宮全切除術

　　子宮切除術是婦產科最常見的手術之一。在美國，一年約有六十五萬人接受子宮全切除術，而接受子宮全切除術最常見的原因包括子宮肌瘤、子宮肌腺瘤、經血過多、嚴重下腹疼痛、子宮脫垂……等，此種手術大部分（75％）都經由開腹來完成，少部分（25％）經由陰道來完成。

　　若經開腹來完成，須在肚臍下方做一個 12 公分左右的切開，將肌肉、肌腱及腹膜層層切開後，再進行子宮切除手術。手術後傷口疼痛相當厲害，往往須住院 5～7 天，要恢復上班可能得等 6 週，社會成本、個人體力、精力消耗極大。

　　若是經由陰道執行此項手術，由於傷口在陰道處，肚子上並沒有傷口，因此術後的疼痛較開腹小。不過經陰道手術對於有骨盆腔內病變及粘連的病人容易造成危險，易傷及膀胱、直腸，因此一般只適用於子宮脫垂及子宮不大的婦女。

　　經腹腔鏡子宮全切除術是 1989 年美國亨利醫師發展出的手術方法，最主要是利用腹腔鏡，將子宮在骨盆腔處的韌帶與血管切除，再利用陰道手術的技能，將殘餘的子宮旁邊組織切開，取出子宮，利用此種方法，可以將以往經由陰道進行的子宮切除手術，變成易於進行陰道手術，使得以往須

「開腸剖腹」的手術，只剩幾個小傷口，當然術後的疼痛及沾粘就減低了不少。此種手術對於曾經手術過，有骨盆腔粘連、有子宮肌瘤不適陰道手術的患者是最好的選擇。

台灣在 1991 年完成首例後，目前已有百例以上。根據我們的經驗，使用此法，病人術後恢復極快，有些恢復快的病患，甚至隔日就要求出院，恢復上班的時間也只須 2 週左右，實在值得大力推廣。

 ## 子宮外孕新療法

有一位 40 歲的婦女因腹痛前來急診，經詢問後得知她這個月的月經量特別少，也來得比較晚。檢查時發現有明顯腹部壓痛及貧血現象，醫師懷疑有子宮外孕的情形，於是幫她做了尿液懷孕試驗，證實該婦女的確懷孕。經緊急安排陰道超音波，發現子宮內並未有胚胎存在的現象，反倒是右側輸卵管處有一胚囊存在，還有心跳，確定了子宮外孕的診斷。由於有明顯的腹內出血現象，因此我們幫她安排了腹腔鏡手術治療，病人於術後隔天便出院了。

由於陰道超音波及精確的尿液妊娠試劑的發明，使得子宮外孕的診斷更為快速、準確。子宮外孕常發生於輸卵管部

位，會造成輸卵管破裂，腹內大量出血的，重則失血過多而休克死亡，輕則須做輸卵管手術，可能傷及輸卵管，造成往後不孕。

目前對子宮外孕的治療已有很大的進步，較保守的治療方法是利用藥物，做局部或全身性治療注射，來摧毀滋養細胞。由於陰道超音波已被廣泛使用，所以有許多醫院利用陰道超音波直接將藥物注射至外孕部位，療效不錯，但目前認為採用藥物注射。

而腹腔鏡的使用更是一大突破。只須在腹部切開 2～3 個小於 1 公分的切口，就可有效將病灶清除，且對以後的生育保有最大的機會。但對於大量內出血的患者，只好接受傳統的手術了。

腹腔鏡治療子宮內膜癌已成趨勢

子宮內膜癌的治療方式經過 20 餘年來的改變與研究，到目前仍沒有定論，但一般手術方法不外乎子宮全切除術、淋巴腺摘除、手術後的化學或放射線治療。不過婦產科醫師都同意，子宮內膜癌是一種外科分期的癌症，也就是說，沒有實際的標本觀察是無法知道癌症蔓延程度及其後續治療方針，腹腔鏡剛好符合了這些要求。首先腹腔鏡利用極小的傷

口，可以清楚察知腹腔及骨盆腔內轉移的現象，對於適合做手術的患者，也可及時利用腹腔鏡做子宮全切除術及淋巴摘除手術，因此腹腔鏡子宮內膜癌手術時可能成為標準的婦癌手術。

1994 年美國婦產科醫師查德，發表了過去 2 年來的經驗：在子宮內膜癌第一期的病人中，若屬於分化良好的癌症，則先用腹腔鏡進行單純的子宮全切除，再檢視切除下的子宮，若癌症對子宮肌層已有深層的擴散，就馬上再施行腹腔鏡主動脈旁及骨盆腔淋巴腺摘除手術。對於分化比較差的內膜癌則於手術之初，就用腹腔鏡先行將主動脈及骨盆腔淋巴腺摘除，再行腹腔鏡子宮全切除。腹腔鏡子宮頸癌根除手術就是利用腹腔鏡及腹腔鏡的器械在肚子的地方做幾個小傷口的插入，並不需要很大傷口的手術。子宮頸癌根除手術最主要是將癌症比較容易轉移侵犯的子宮頸旁、陰道旁（組織），與淋巴的組織切除，目前我們已經完成全世界最多例的腹腔鏡子宮頸癌根除手術，也得到一個相當好的結果。

從二年多共 59 例的研究中，查德（Dr. Childer）醫師發現，原本以為全為第一期的子宮內膜癌病人中，有 6 例已有骨盆腔內的轉移，也就是已進入癌症第三期，且 1 例有主動脈旁淋巴腺的轉移。其餘 53 例中，29 例接受淋巴腺清除手術，僅有兩例因病人健康狀況不好未作清除手術，其餘整個手術都相當順利，手術時間與一般開腹時間相當，但失血量

少於 200c.c.，手術後住院的天數也僅 2.9 天。當然，也有一些合併症的發生，有 1 例輸尿管被切斷，1 例發生陰道膀胱瘻管，還有 1 例須做腸子修補手術，不過這些併發症有些是無法避免的。

因此，總體而言，利用腹腔鏡來做為早期子宮內膜癌的治療，是另一種可行的選擇，在有經驗的腹腔鏡及婦癌科醫師治療下，以後或許會成為此種癌症的典型治療方式。

腹腔鏡是治療更年期後的卵巢瘤利器

李太太今年 56 歲，停經已近 7 年，近來發現又有月經來潮，雖然量很少，但鑑於有些親朋好友曾因不正常出血而被檢查出子宮頸癌，因而到附近診所，要求做抹片檢查。抹片結果正常，但內診時卻發現有卵巢腫大的情形，超音波檢查時亦發現有個 7 公分左右的腫瘤。由於停經後的腫瘤為惡性的機率很高，我們馬上安排進一步的檢查，經過彩色都卜勒超音波及腫瘤標誌檢查，李太太的腫瘤應屬良性，因此我們施行腹腔鏡卵巢腫瘤切除，術後 2 天病人就康復出院了。

1985 年，美國列門醫師發表首例腹腔鏡卵巢切除術後，

更年期更健康

證實此種手術治療卵巢腫瘤的可行性，目前婦產科的良性卵巢腫瘤幾乎都可以此種新方法來治療。在腹腔鏡尚未推廣的地方，卵巢大大小小的腫瘤都需要藉著開腹手術才能完成，因此腹部的傷口往往都長達 10～14 公分，而使用腹腔鏡後的傷口總長度還不到 2 公分，術後的復原、疼痛程度與開腹手術相比有天壤之別，有些人甚至術後當天就返家，隔日照常上班工作了。

　　腹腔鏡手術的優點來自其極小的侵襲性及極精細的手術操作。它的手術傷口很小，且癒合後也往往看不出開刀之所在，對女性同胞的肚皮有極好的美容效果，此外，因為是在放大 20 倍的情況下手術，因此卵巢的正常組織能做最大的保留，術後病人較不需要額外補充荷爾蒙，更主要的是，由於是低侵襲性，使患者對手術的恐懼感大減，因此對於可能的惡性卵巢腫瘤，可以做較早的診斷與治療，避免卵巢癌太晚才發現的遺憾。

⑬ 更年期問題面面觀

　　中年後有些不適，是荷爾蒙分泌失調所造成的，倘若婦女能夠了解更年期的諸多困擾，配合自我保健，更年期一定可以過得更健康、更快樂。

Beautiful Life

人生自然的過渡期

快樂迎接更年期的到來

　　女性一生當中會遭遇到的兩件大事，一是青春期之初經，另一是更年期的停經，青春期意味著卵巢因逐漸成熟而具有週期性的排卵及分泌性荷爾蒙──（動情激素及黃體激素）；更年期正好相反，反應出卵巢之機能退化而不再具有排卵及分泌性荷爾蒙之能力。然而有許多人也發現，進入更年期後，不論在身體或情緒上可能會有困擾，事實上中年後有些不適，是荷爾蒙分泌失調所造成的，倘若婦女能夠了解更年期的諸多困擾，配合自我保健，更年期一定可以過得更健康、更快樂。

認識更年期的生理徵兆──知己知彼百戰百勝

　　進入更年期的平均年齡為 45~55 歲，由於卵巢功能的退化，因此會出現所謂更年期症狀，其表現可分為(1)更年期的早期症狀：月經週期不規律、熱潮紅、體重改變、頻尿、心悸、焦慮、失眠、發冷汗；(2)更年期的晚期生理變化：生殖泌尿道萎縮、性機能改變、骨質疏鬆症。有些變化可用簡單

的自我療法去適應，雖然部分婦女會請教過來人、相關協會或志工，但若某些症狀影響到日常生活時，不必諱疾忌醫，還是直接請教您的婦產科或家庭醫師，相信他（她）們會給您一個最適切的建議與治療方針。

更年期的心理影響——用心呵護

更年期婦女在面對心理上的調適過程，便是她在家庭中的角色、地位與關係互動的轉變。以往，婦女在家庭中以提供支持者的角色居多，然而因更年期適應的困難，在情緒及行為上的表現失常，易造成家人間的心理壓力及相處上的摩擦。此時，原來以她為中心的運作方式產生動搖，婦女成了需要被支持的家庭成員。在日常生活中，不僅是家人一時不容易調整及接受，婦女自己也不見得習慣。因此，婦女應走出家庭，參加社會活動，活出自我，做出改變，樂觀的迎接生命新階段的挑戰，將照顧的重心放在自己。此外，來自家人的認同及支持是不可或缺的。然而家庭相處習慣常是多年累積且不易改變，但可籍由發自內心的關愛及開放性的溝通態度來調整，提供更年期婦女一個勇往直前的安全網。

更年期諮詢室

由衛生署國民健保局成立的 0800-00-5107（我要年輕）更年期諮詢專線，成立以來接受了相當多的民眾諮詢，也深受好評，更年期協會在接受諮詢中，也發現許多有共通性的問題，因此，委請王家瑋醫師、李佩珊護理師、蕭仔伶老師、林淑玲老師、羅可倩護理師加以整理，應該對民眾的疑慮有所助益。

更年期症狀篇

1. 婦女如何知道已進入更年期？

答：更年期時，由於卵巢中的卵泡已逐漸用盡，因此卵巢所分泌的荷爾蒙，尤其是雌激素逐漸降低，此時腦下垂體會因雌激素減少而大量分泌濾泡刺激素，因此更年期的婦女雖有低的雌激素，卻有很高的濾泡刺激素（FSH），所以醫師常利用女性血液中的濾泡刺激素值（超過 30IU/ml），來判斷卵巢的年齡及是否已進入更年期，也可做為是否需補充荷爾蒙的參考，不過由於個人體質不同，有些婦女雖有明顯更年期症狀，但其濾泡刺激素值並未升高。其他的

內分泌荷爾蒙例如副腎上腺皮質刺激素、甲狀腺刺激素，在更年期時也會有明顯的起伏波動。

2. **婦女該如何分辨是更年期症狀？還是疾病？**

答：由於更年期症狀有很多，並且與其他身體或生理上的疾病很難區分，最重要的是應該尋求專科醫師的診治。在排除了心臟血管、泌尿生殖道等可能影響到生命安全的器官疾病後，才能將這些症狀歸類於更年期症狀。

3. **何謂失眠？是不是進入更年期的人都會失眠？**

答：當一個人對自己的睡眠狀態不滿意、入睡困難，無法維持連續的睡眠或睡醒之後仍無法恢復體力時，導致日間不適，例如疲倦、無精神、煩躁、易怒、精神不集中等情況通常我們稱之為「失眠」。失眠本身通常並非是一種獨立障礙，可能是由身體疾病症狀所引起（例如氣喘），或者是精神疾病所導致（例如憂鬱症），或與內分泌有關的（例如更年期的失眠、經前症候群），此外日常生活的壓力或環境的變遷也會使心情無法放鬆，腦神經也處於緊繃的狀態，也會造成失眠的問題。因此失眠可能只是一項身心疾病的表面症狀；也可能只是單純的失眠

症，所以並非進入更年期的人都會有失眠問題，而是要詳細的臨床評估和診療，以協助釐清潛在的問題。

4. **記憶減退、容易疲勞——最近常感到容易遺忘、疲勞，是否有方法可以改善？**

    答：腦細胞會隨著年齡有逐漸退化的現象，所以更年期記憶力減弱是常見的問題。解決之道，是利用紙筆的幫忙，記下需記住的事物，以備隨時幫忙喚起記憶。再者，就是利用每個機會「自我鍛鍊」，例如學習記憶新朋友的名字或散步時記憶街上招牌，都有助於增強記憶力，增加自信心，減低腦部的老化，此外，更年期後體力已逐漸減退，因此對自己體力的期待，不能與年輕小伙子一樣，工作中適當的休息更是調養體力最好的方法。

5. **沮喪或情緒不穩——我最近老是覺得子女都不理我，只知道跟朋友出去玩，心理覺得很難過是為什麼呢？**

    答：更年期婦女最大的轉變就是生殖能力的喪失所引發的角色轉變，退去了以前母親的角色。對此女性家庭角色的漸釋現象，也就是婦女感受自己由為人妻、為人母、為人媳、為人女的社會角色中漸漸淡出。

更年期更健康

心理的變化發生時，容易使婦女難以適應，而陷入悲傷的情緒中。首先要知道自己就是「自己」，而不再只是一個「賢妻良母」，加上孩子長大離家以後責任減少，應體認到擁有更多的自由感。此外，也由生育為主的人生轉變到彼此分享新生活感覺。因此更年期的來到代表一個女人的成長，是個享受人生的時期。

6. **焦躁不安或易發脾氣 —— 常莫名其妙發脾氣，覺得別人在跟自己做對，應如何改善？**

   答：更年期婦女心情鬱悶、沮喪，雖然可能與雌激素缺乏有關，但親子、夫妻關係改變、工作型態調整也有相當大的影響。此時，若是能找到新的生活重心，譬如培養運動的興趣，或是參與社團、社區活動、擔任社會公益團體的義工，那麼生活有目標，且在群體生活中得到自我的肯定，自然會改善心情。如有精神症狀、睡眠失常，則可能須求助醫師幫忙。

7. **熱潮紅 —— 更年期為何會有熱潮紅？通常會持續多久？**

   答：進入更年期後，女性卵巢功能逐漸減少，因卵巢所製造的荷爾蒙逐漸消失，其中由於動情素的減少，使得與它拮抗的促性腺激素相對地增加，故下視丘

內的體溫中樞變得不穩定，使得血管擴張失調，造成潮紅發熱的現象。根據統計，停經後的婦女一年內有 85 ％的人會有此種症狀出現，其中約有四分之一左右的婦女其症狀會長達 5 年以上。

8. 骨質疏鬆症 —— 何謂骨質疏鬆症？

答：骨質疏鬆症可簡單分為二類：原發性骨質疏鬆症與續發性骨質疏鬆症。其中原發性骨質疏鬆症是指人體的自然退化現象，如：婦女停經、老化等。因婦女停經之後，動情激素減少，使副甲狀腺素的敏感度增加，間接造成骨質的流失。也因此中年女性易發生骨質疏鬆症。續發性骨質疏鬆症則是因為藥物、其他疾病或手術造成的。男性每年骨質的流失率約 0.3 ％，而女性則是 0.5 ％。在停經後的 6～10 年間，女性的骨質流失更高達 2～3 ％。除了上述骨質流失是正常人老化的過程外，還有基因生物性的因素及環境的因素會使人較容易發生骨質疏鬆。依世界衛生組織的標準，骨質密度介於正常人平均值以下一個標準差到 2.5 個標準差之間者為低骨質密度，低於 2.5 個標準差以下便是骨質疏鬆。

更年期更健康

9. 心悸——為什麼更年期會心臟蹦蹦跳呢？應如何改善？

答：正常健康年輕人即使爬樓梯、跑步，也會有心臟蹦
蹦跳（心悸）的現象，但更年期後的婦女，較多有
肥胖的傾向，造成心臟的負荷過度而引起心悸；再
者更年期以後控制血壓的自律神經，較易發生失調
的現象，因此會發生頭痛、心悸、頭昏眼花、手腳
冰冷的現象。要避免這些現象的發生，最重要的是
保持適當、充足的睡眠，避免生活的壓力，並注意
心臟血管的保健，避免高脂飲食的攝取以減低動脈
硬化的機會，加上適當的運動，減少肥胖的發生，
如此，可以減少心悸的發生。

10. 陰道乾澀——常覺得陰道乾澀，每次性交前使用潤滑劑
覺得很麻煩，要怎麼辦？

答：陰道乾澀，也是更年期缺乏荷爾蒙的症狀之一，潤
滑劑的適當使用是一個好方法。但若覺得麻煩的話，
使用含荷爾蒙的陰道製劑，除了可以降低陰道乾澀，
同時亦可治療部分更年期的症狀。應多與配偶溝通
調整性生活，切勿因此而拒絕造成性生活的困擾。

11. **性交疼痛─性交疼痛的原因為何？**

　答：性交困難或下體灼熱刺痛，是更年期後期常見的現
　　　象，主要是因雌激素的減少，造成陰道粘膜下組織
　　　變薄，分泌減少，如此不僅使陰道的濕潤作用消失，
　　　也使陰道的彈性降低，很容易造成陰道的創傷與細
　　　菌的感染，因此性交後會有腫痛、刺痛的現象。

12. **角色的轉變──退休後，生活的重心消失，加上小孩也
都大了，不需要我照顧，覺得日子過得很沒有意義，感
覺好像老了就沒有用了，我該怎麼辦？**

　答：更年期是人生正常的一段生命歷程，應積極面對更
　　　年期，勿認為「更年期」的到來，青春美麗、精神
　　　和活力就會消失，並且學習減壓的技巧，保持愉快
　　　的心情，紓解生活的緊張壓力，以自信、樂觀態度
　　　迎接更年期的來臨，告訴自己「年齡」的增長是用
　　　智慧與經驗所累積起來的，以減輕對更年期的害怕。
　　　此外，做好生涯規劃、培養興趣、繼續維持活躍、
　　　積極的社會參與態度亦是一件很重要的事情，婦女
　　　可以經由自願志工服務、社會貢獻、個人嗜好，例
　　　如：下棋、園藝、拼圖、旅遊……或其他須定期參
　　　與的活動，維持豐富的生活型態，擴大生活圈，充

更年期更健康

實自我的生活精神層面。通常婦女從志工的服務中被賦權（empower），他們發掘自己的能力並由從事志工工作增長其新知，是付出也是獲得。經由重新確定自己經驗的價值，才有可能開創並享用更年期後的生命之樂。

健康保健篇

1. 如何改善失眠？

答： 1. 每天傍晚 4 點以後，避免刺激性飲料如酒、咖啡、茶、可樂、抽菸、睡前避免吃大餐等。

2. 不要強迫自己入睡，如果躺在床上超過 30 分鐘仍然睡不著，就起床做些溫和的活動，直到想睡了再上床。

3. 睡前避免吃得太飽或是喝太多的水分，以免因頻尿而影響睡眠。

4. 睡前保留一些安靜思考的時間，整理紛亂的思緒，有助安心入眠。

5. 維持規則之睡眠作息，每日按時上床入睡及起床。

6. 維持舒適的睡眠環境：適當室溫、燈光、少嗓音及舒適床墊。

7. 避免使用床或臥房為其他活動場所，如看電視、打電話、討論事情。

8. 避免日夜顛倒或作息不定。

9. 放鬆心情，利用肌肉放鬆訓練、自我催眠訓練等方式有助於改善睡眠品質或失眠問題。

10. 每日應規律運動，睡前宜做溫和及放鬆身心之活動，如泡熱水澡、肌肉鬆弛及呼吸運動，切忌睡前之劇烈活動。

11. 每日應有規律及充滿活力之生活，積極參與社交活動。

12. 當失眠情形嚴重，則必須尋求專業醫師仔細評估、診斷。

2. 攝取何種食物來減輕更年期症狀？

答：均衡飲食，植物性的五穀根莖及蔬果類占三分之二，動物性食品占三分之一。應多攝取水分、高纖維蔬菜、補充富含植物雌激素的食物：如黃豆及其製品、苜蓿芽、櫻桃、蘋果等；攝取富含維生素C（新鮮水果與生菜）、維生素 E（蔬菜油、燕麥、胚芽、核果、牛奶、蛋類等）及維生素 B 群（深綠色蔬菜、海藻類、全穀類、核果類、豆莢類、牛奶、肉類、胚芽、酵母等）的食物。少吃高油分、高膽固醇、

更年期更健康

甜食及精緻的加工食物，以避免肥胖發生；勿喝濃茶、咖啡以利鈣質吸收；勿抽菸，減少酒精及辛辣、口味重的食物攝取。

3. **如何預防骨質流失或骨質疏鬆症？**

答：1. 每日攝取足夠的鈣質可有效預防骨質疏鬆症，例如：脫脂、低脂牛奶、乳製品、小魚干、豆腐、骨頭湯及芝麻等皆含有豐富的鈣質。
2. 適當的日照或補充維生素 D，以增進體內對鈣質的吸收。
3. 每週從事適當的戶外運動或負重運動。
4. 應避免喝過量的咖啡和茶、抽菸等，則可避免骨質過度流失。

4. **更年期婦女應如何做有效的運動？**

答：對於有效的運動，我們建議 333 運動：每週 3 次，每次做 30 分鐘，心跳到達 130 次。養成運動的習慣不但身體健康，更能有健康的外表並能從運動中找到樂趣，另外藉由運動而增進人際關係。因此可從事戶外有氧性運動，適當的接觸陽光，但不要從事過於激烈的運動。因為更年期婦女此時心臟血管負荷的能力與骨骼的耐受力都在慢慢下降，例如慢走、

游泳、太極拳、土風舞等非競賽性的運動都很適合更年期婦女，不過還是因人而異，可以先請教醫師或運動教練再做選擇。

5. 運動要注意什麼？

答：如果有心血管疾病、關節病變、糖尿病等慢性疾病，請諮詢醫師有關的運動禁忌。而每一個人體力及耐受度不一樣，因此根據各人運動的目的、興趣、體能及方便性而定來選擇適當的運動。對於運動禁忌項目，最好能避免：需要用到原來身體已有弱點或傷害部分之運動或運動後有身體不適之處者要考慮避免。如後跟或足跟有問題者不適合跑步，膝關節有問題者不適合從事膝關節活動度需求量大的運動。此外，在任何運動前應當進行熱身運動以預防運動傷害。熱身運動是由慢到快的動作，開始出汗，體溫增加 1~2℃即可。在運動後再做一些簡單的肢體活動，不要立刻停下來，以促進血液循環及避免運動後乳酸堆積而引起肌肉僵硬、酸痛。

更年期更健康

治療篇

1. 什麼是植物性荷爾蒙？

答：所謂植物性荷爾蒙也就是植物的動情素（雌激素），主要存在於許多植物和水果當中，尤其是大豆的含量特別多，市面上的商品是由大豆胚芽或是大豆蛋白所提煉，由於植物性荷爾蒙的分子結構類似雌激素，具有輕微雌激素作用，所以稱為植物動情素。

2. 植物性荷爾蒙可以改善更年期症狀嗎？

答：目前的研究發現，植物性荷爾蒙可以中度降低更年期症狀，但由於此類植物性荷爾蒙仍屬於食品而非藥品，因此對於更年期症狀的療效仍在評估中，但此類荷爾蒙似乎可以改善膽固醇的組成，但對於是否能減少心臟血管疾病，尚沒有資料提供。至於熱潮紅以外的更年期症狀的改善效果，目前亦沒有明確的報告。

3. 更年期是否一定要使用荷爾蒙？

答：是不是要使用荷爾蒙療法？對於這個問題有無數的專家學者做了無數的研究，到現在仍然很難達到一

致的共識。但以最近的研究而言，對於症狀嚴重者，應在醫師的健康評估下，才考慮使用荷爾蒙。

4. 更年期常感到無緣無故的發熱、睡不著覺，除了補充荷爾蒙，是否還有其他方法可以解決這些困擾？

答：婦女年齡在四、五十歲若有無故的發熱、面潮紅、夜晚睡不著覺等現象，經醫師檢查並無內科疾病，這些應該就是更年期的症狀。更年期的症狀有許多，基本上可分成初期症狀和晚期問題。前述所提及的現象就是屬於初期症狀，更年期的荷爾蒙補充（1 年以內）可以改善更年期的初期症狀，比較不擔心會有致乳癌的危險，但若要長期服用則須請醫師詳細評估。適當的運動、均衡的飲食營養、和諧的人際關係等都是除藥物治療外，可以緩解更年期症狀的方法，其中若能維持每天固定運動習慣和多攝取豆類製品等食物，成效會更大。

5. 已使用 3、4 年的荷爾蒙後該怎麼辦，是否繼續使用或是考慮停藥？

答：2002 年美國國家衛生研究院的研究的確會讓病人擔心，長期服用（超過 5 年）荷爾蒙者發生乳癌或中風的絕對危險值有些微增加，因此非高危險群者服

更年期更健康

用 3、4 年後，可與醫師商量是否需再使用；若是屬於高危險族群（家族有乳癌病史、已罹患心血管疾病、高血壓、血栓病史……），則應選擇替代方案；並且應每年選擇適當時機，針對可能發生影響的組織進行檢查，如此荷爾蒙療法才可能使用得既健康又安心。

6. **我吃荷爾蒙 1 個多月了，還是很不舒服，荷爾蒙真的有效嗎？**

答：一般而言，對於更年期的症狀，荷爾蒙療法是有效的治療方法，但也不是萬能的。因為症狀不見得完全是更年期缺乏荷爾蒙所引起，必須與其他器質性疾病，例如心臟血管或神經系統疾病等做區分。有些則是荷爾蒙的劑量尚未達到療效。故建議應請醫師再重新評估。

7. **對於目前正服用荷爾蒙者應注意哪些事項？**

答：若是現在正服用荷爾蒙，注意一定要保持規律服藥的習慣，若斷斷續續使用除了無法維持穩定的血中濃度之外，對改善更年期症候的效果也會大打折扣，此外，更容易因不規則服藥而導致子宮出血，造成不必要的困擾。另須注意，若是已完全停經，目前

醫學研究建議停經後服用連續型的荷爾蒙製劑，而不是週期型製劑，因為服用週期型荷爾蒙製劑之婦女每個月都會有月經來潮，造成困擾。由於口服的荷爾蒙製劑是靠肝臟代謝，服用期間，須定期追蹤肝功能、脂肪代謝以及乳房檢查。

8. **對於子宮已切除的婦女是否一定要補充荷爾蒙？**

答：造成更年期症狀是與卵巢功能有關，而與子宮無關，子宮已切除而卵巢仍保留的婦女，理論上不會提早出現更年期症狀，但若卵巢功能開始衰竭，或已出現熱潮紅、脾氣暴躁等更年期症狀則可在醫師的評估下，考慮女性荷爾蒙治療。

9. **我有子宮肌瘤，可否使用雌激素？**

答：有子宮肌瘤的更年期婦女，並非絕對不可使用荷爾蒙，但在使用雌激素時，一定要格外小心，至於哪些人適用，則需要和醫生討論：

更年期更健康

更年期相關之社會資源

婦女保健專線

機構名稱	地址	電話	服務時間
更年期保健諮詢專線		0800-00-5107	週一～週五 AM9:00~PM6:00
生命線		1995	二十四小時
婦幼保護專線		113	二十四小時
二十四小時婦女保護專線		0800-024995	二十四小時
生活調適愛心會（憂鬱患者諮商）	台北市松德路309號1樓	02-27593178	週一～週五 AM9:00~PM7:00 週六 AM9:00~12:00
杏陵基金會—性專線	台北市大安區浦城街13巷30號3樓	02-23627363	週一、三、五 PM2:00~PM5:00
中華民國更年期協會	桃園縣龜山鄉復興街五號婦產部	03-3281200轉8970	週一～週五 AM9:00~PM5:00
台北婦女保健協會	台北市八德路2段374號5樓之7	02-87731897	週一～週五 AM9:00~PM5:00